A.I. Shvets
A. S. Nekhlopochin
A. A. Baranishin

Trauma da medula espinhal no estudo de raios-X, tomografia computadorizada e ressonância magnética

A.I. Shvets
A. S. Nekhlopochin
A. A. Baranishin

Trauma da medula espinhal no estudo de raios-X, tomografia computadorizada e ressonância magnética

para ajudar o médico prático

ScienciaScripts

Índice

Autores

Shvets Alexey Ivanovich - Doutor em Ciências Médicas, Professor do Departamento
de
Traumatologia e Ortopedia.
Universidade
Estatal
de
Medicina
de Lugansk, cidade de Lugansk.

Nekhlopochin Oleksii Sergeevich - residente, Instituto de Investigação de
Neurocirurgia Akadda A.P. Romodanov. Instituto de Investigação de Neurocirurgia
A.P. Romodanov, Kiev

Nekhlopochin Sergey Nikolaevich - Candidato a Ciências Médicas, Hospital Clínico
Republicano de Lugansk, Lugansk, Rússia

Baranishin Oleksandr Anatolievich - radiologista, DMC "Omega-Kyiv", Kiev.

A gravidade das lesões da espinal medula e as alterações por vezes irreversíveis da coluna vertebral, uma grande percentagem de incapacidade entre os jovens e as pessoas fisicamente aptas determinam o significado social da resolução do complexo problema do diagnóstico, tratamento e reabilitação destes doentes, bem como a prevenção das lesões da espinal medula e da espinal medula.

Os autores da monografia, com base na sua própria experiência clínica e em dados da literatura, destacaram abordagens e pontos de vista modernos sobre o diagnóstico das lesões da coluna vertebral mais comuns encontradas na prática clínica.

O material inclui ilustrações sob a forma de desenhos e fotocópias de radiografias, TAC, RMN, que mostram claramente a imagem da lesão e são acompanhadas de explicações sobre as características da imagem e a correspondência das imagens das radiografias, TAC e RMN com as classificações das lesões da coluna vertebral.

A monografia é apresentada como um manual de apoio ao médico prático para traumatologistas, neurocirurgiões e cirurgiões, bem como para estagiários do perfil em causa.

Lesão da espinal medula em estudos de raios X, TAC e RMN

INTRODUÇÃO

As lesões da espinal medula variam muito em termos de natureza e grau de dano, representam uma das secções mais complexas da traumatologia e continuam a ser um problema médico e social importante. A urbanização e o desenvolvimento da sociedade, a industrialização em constante evolução, a motorização e o aumento do número de andares nas cidades e nos bairros contribuem para uma elevada proporção de lesões da coluna vertebral e para a sua gravidade. Num número significativo de casos, o traumatismo da coluna vertebral é acompanhado de uma perturbação da integridade e da forma do corpo vertebral e dos discos adjacentes, do canal vertebral, da perturbação das curvas fisiológicas e da formação de cifose.

De acordo com diferentes autores, as lesões da coluna vertebral ocorrem em 3,1 a 9% de todas as lesões músculo-esqueléticas. Em termos de localização das lesões, o primeiro lugar é ocupado pela coluna lombo-torácica e lombar, o segundo pela coluna torácica e o terceiro pela coluna cervical. As lesões da medula espinal e dos nervos espinais são diagnosticadas em 23,8-34,5 % do número total de lesões da coluna vertebral.

A incapacidade após lesões da espinal medula ocupa o segundo lugar entre todas as lesões músculo-esqueléticas, a seguir às fracturas da tíbia (18,7% e 34,5%), respetivamente. Durante o exame inicial efectuado no CCME, até 63,9% dos doentes com lesões não complicadas da coluna vertebral são reconhecidos como deficientes. Destes, 0,2% são deficientes do Grupo 1, 65,3% são deficientes do Grupo 1 e 34,5% são deficientes do Grupo 6. Entre os doentes com lesões complicadas da coluna vertebral, cerca de 10% com alterações irreversíveis morrem no local da lesão, 10% com manifestações neurológicas após tratamento conservador ou intervenções cirúrgicas de emergência restauram as funções perdidas da medula espinal e da coluna vertebral, e os restantes 80%, tendo passado por todas as fases da doença traumática, requerem medidas de reabilitação complexas e a longo prazo, e permanecem incapacitados dos grupos 1 - P.

A gravidade das lesões da espinal medula e as alterações por vezes irreversíveis da coluna vertebral, uma grande percentagem de incapacidade entre os jovens e as pessoas fisicamente aptas determinam o significado social da resolução do complexo problema do tratamento e da reabilitação destes doentes, bem como a prevenção das lesões da espinal medula e da espinal medula.

Características anatómicas

A coluna vertebral é um órgão anatómico complexo que deve ser sempre considerado em estática e dinâmica, ou seja, a partir de posições anatómicas e fisiológicas (biomecânicas). Além disso, deve ser lembrado que a coluna vertebral não é apenas um órgão de apoio e movimento, mas também um caso, um recetáculo do órgão mais complexo - a medula espinhal e os seus elementos, e, portanto, as características da estrutura da coluna vertebral em todos os níveis e as funções da coluna vertebral estão intimamente relacionadas com a medula espinhal e os seus elementos. A vértebra é constituída por 24, por vezes 25 vértebras individuais, e inclui 7 vértebras cervicais, 12 torácicas e 5 lombares. Juntamente com o sacro (4-5 vértebras sacrais fundidas) e o cóccix (4-5 vértebras coccígeas fundidas), formam uma única coluna - a coluna vertebral. Na coluna vertebral, de acordo com o nome das vértebras, distinguem-se os departamentos: cervical, torácico, lombar e sacro. Tendo em conta as características funcionais e biomecânicas nas zonas de transição entre a coluna vertebral móvel e imóvel, distinguem-se as chamadas secções de transição: a toracolombar, que inclui as duas vértebras torácicas inferiores e as duas vértebras lombares superiores, a cervical-torácica e a lombossacra.

A coluna vertebral apresenta quatro curvaturas no plano sagital: lordose cervical, cifose torácica, lordose lombar e cifose sacral. Estas curvaturas são fisiológicas e compensatórias, pelo que os seus valores são sempre diretamente proporcionais entre si (Fig. 1.). Se a cifose torácica aumenta por qualquer razão, a lordose lombar aumenta e vice-versa.

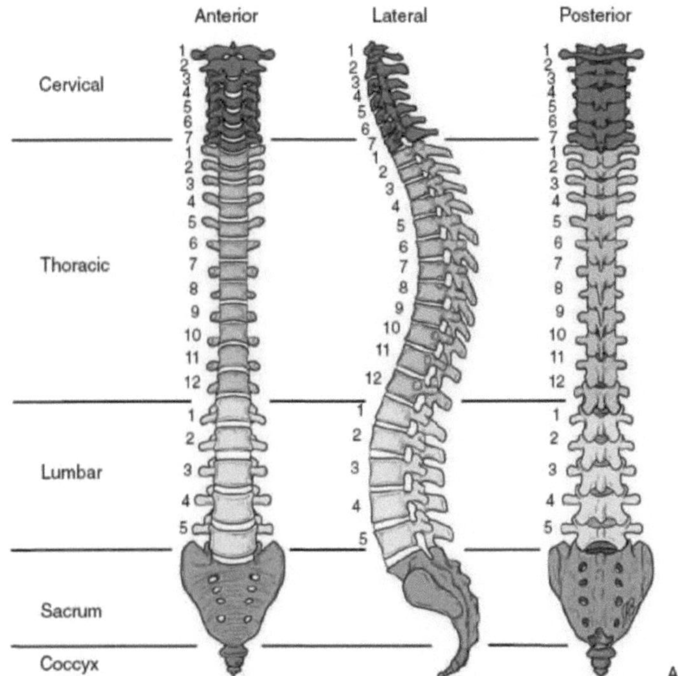

Figura 1. Curvas fisiológicas e secções anatómicas da coluna vertebral

A estrutura anatómica da coluna vertebral e a sua localização topográfica e anatómica afectam a sua imagem radiográfica. Devido à estratificação das sombras dos órgãos adjacentes e das partes do esqueleto, bem como à complexidade da estrutura anatómica da própria vértebra, os erros de diagnóstico nas lesões da coluna vertebral ocorrem em 1225% dos casos. Isto aplica-se principalmente a danos em elementos vertebrais individuais e à representação de vértebras em secções de transição da coluna vertebral.

Todas as secções da coluna vertebral são caracterizadas por aspectos anatómicos e topográficos que são de grande importância para a função destas secções e que se reflectem nas características das lesões vertebrais em caso de traumatismo. As duas vértebras cervicais superiores ocupam um lugar especial. Entre o osso occipital e o atlante, bem como entre o atlante e o epistrofeu, não existe um disco intervertebral que atenue e distribua uniformemente a força do impacto. Além disso, o atlas não tem corpo e é constituído por uma fúrcula anterior e outra posterior. As suas fúrculas são finas, quebram-se facilmente e toda a vértebra é um anel situado entre a cabeça e a segunda vértebra cervical.

Primeira vértebra cervical (atlas)

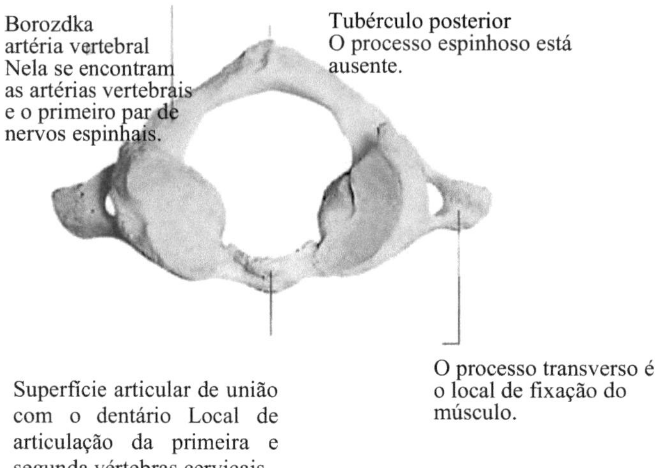

A segunda vértebra cervical também se distingue de todas as outras vértebras pela presença de um dente. Na frente, o dente articula-se com a superfície interna da metade anterior do atlantus para formar a articulação de Creuvillier, enquanto atrás dele, um forte ligamento transversal corre transversalmente, limitando o deslocamento posterior do dente. As outras vértebras cervicais são semelhantes entre si em termos de estrutura e forma de articulação e diferem fundamentalmente da estrutura das vértebras de outras secções pela ligação em forma de sela dos corpos vertebrais entre si, formando as articulações uncovertebrais de Luschka nas secções laterais (Luschka, 1956). Os processos transversos curtos das vértebras cervicais têm orifícios redondos (foramina vertebralia) através dos quais passam a artéria e a veia vertebrais. Normalmente, a artéria vertebral entra na abertura do processo transverso da sexta vértebra cervical, sobe verticalmente até à superfície superior do processo transverso do atlante e, curvando-se abruptamente, atinge a membrana atlanto-occipital posterior.

A coluna vertebral torácica é a mais rígida. Os discos intervertebrais entre os corpos vertebrais são baixos e todas as vértebras estão ligadas a uma única estrutura rígida por meio de costelas. Os processos articulares das vértebras torácicas estão situados no plano frontal. Na região lombar, os processos articulares situam-se principalmente no plano sagital ou próximo deste.

Mecanismo da lesão da espinal medula

O **mecanismo flexor** é desencadeado por uma flexão forçada do tronco ou por uma inclinação da cabeça, súbita e repentina, num só passo. Este mecanismo de violência ocorre numa queda de uma altura sobre as nádegas ou sobre as pernas esticadas, numa posição sentada ou de cócoras, num bloqueio de rocha ou solo. Neste mecanismo de lesão na coluna torácica e toracolombar, as fracturas de compressão ocorrem com mais frequência. Se, após a fratura, continuarem a ser exercidas cargas excessivas de flexão acentuada, a violência leva à deslocação das vértebras e ocorre uma fratura-luxação.

O **mecanismo extensor da** violência é uma causa muito menos comum de lesão e é mais caraterístico da coluna cervical. Neste caso, são características as lesões em colisões de automóveis e em mergulhadores. No primeiro caso, ocorre o chamado movimento de chicotada, quando, quando o carro é atingido por trás, a cabeça é fortemente desviada para trás com uma extensão forçada acentuada do pescoço e subsequente flexão acentuada.

Nos mergulhadores, o mecanismo extensor ocorre quando a cabeça está estendida. Neste caso, o mergulhador bate com a região frontoparietal contra o fundo ou contra um objeto saliente. Para a coluna torácica e lombar, o mecanismo extensor da violência só é caraterístico quando se cai de costas sobre um objeto sólido saliente (grande tronco, pedra, barril, carril, etc.).

O **mecanismo de** lesão **rotacional (rotacional)** na sua forma pura é extremamente raro e os seus efeitos distribuem-se pela coluna cervical e lombar. Na região cervical, este mecanismo pode ocorrer em lutadores durante actividades desportivas, quando os movimentos de rotação da cabeça são realizados de forma incorrecta ou inadequada. Na região lombar, este mecanismo ocorre quando uma pessoa fica presa entre duas máquinas em movimento ou entre uma superfície dura (parede) e uma máquina em movimento. Nos mineiros, esta lesão ocorre quando a vítima fica presa entre carruagens em movimento, um comboio subterrâneo em movimento e uma parede ou pilar.

Mais caraterístico é o mecanismo combinado de flexão-rotação da violência que ocorre quando um peso cai sobre um ombro ou região da omoplata de uma pessoa um pouco curvada, quando a violência actua assimetricamente, flexionando e torcendo a coluna vertebral.

Mecanismo de lesão por compressão (explosiva).

A força traumática neste mecanismo actua estritamente ao longo do eixo vertical dos segmentos vertebrais. Tais condições são criadas quando, no momento da aplicação da força na vertical, a coluna cervical ou lombar se encontra numa posição de flexão moderada, na qual a lordose fisiológica é suavizada. Toda a força actua numa "coluna reta" sobre o núcleo pulposo, que, estando num espaço fechado e não tendo tendência para se comprimir, transmite toda a enorme força axial actuando uniformemente em todas as direcções. Com um disco preservado, o anel fibroso resiste a estas cargas, a placa de fecho de uma das vértebras, juntamente com a cartilagem hialina, rebenta e o núcleo pulposo fluido, que se precipita com uma força tremenda para o ponto fraco, divide o corpo vertebral em fragmentos separados, de acordo com a lei do efeito hidráulico. Quando o fragmento posterior é deslocado em direção ao canal espinal, pode ocorrer contusão da medula espinal, hematomielia (hemorragia cerebral) ou esmagamento do cérebro. Ocorrem fracturas por compressão-deslizamento. Alguns autores chamam a estas fracturas fracturas de "explosão". Ao contrário das fracturas por compressão em flexão, em que o corpo vertebral é espremido (comprimido) e a sua altura é reduzida, nas fracturas por explosão o termo "compressão" inclui um mecanismo de violência. No entanto, se o movimento de flexão continuar após o efeito explosivo, pode ocorrer a deformação (compressão) da vértebra já destruída.

O complexo de apoio posterior nas fracturas em explosão permanece, na maioria das vezes, intacto e, de acordo com o esquema clássico de Holdworth, estas fracturas devem ser classificadas como estáveis. No entanto, na ausência de suporte anterior, a coluna vertebral não pode ser estável e a cifose aumenta gradualmente com todas as suas consequências.

As lesões por cisalhamento ocorrem quando uma força é aplicada no plano horizontal e são mais comuns nas regiões rígidas da coluna vertebral, quando a parte inferior da coluna vertebral tem uma base sólida. Na maioria das vezes, estas lesões localizam-se na coluna torácica e, menos frequentemente, na coluna toracolombar e lombossacra. Na coluna cervical, em contraste com o mecanismo de flexão, que leva a uma luxação de inclinação, a violência aguda na direção ântero-posterior dá, como definido por Y.L. Tsivyan, uma luxação de cisalhamento.

A força de cisalhamento resulta numa fratura-luxação com rutura das estruturas anatómicas anteriores c posteriores. Regra geral, os danos nas estruturas ósseas são acompanhados por danos graves na medula espinal.

Lesões por tração: A aplicação de forças numa posição de tração parece, à primeira vista, pouco natural e contrária à lógica. No entanto, nos últimos anos, têm sido cada vez mais frequentes os relatos deste mecanismo de lesão em acidentes de viação. O mecanismo principal é o movimento de inércia da metade superior do tronco em relação à metade inferior fixa. Isto ocorre quando o tronco está preso com um cinto de segurança. Quando a metade superior do tronco se desloca por inércia, a coluna lombar é esticada e o disco intervertebral, os ligamentos longitudinais anterior e posterior, todas as estruturas do aparelho ligamentar-sumário posterior e, frequentemente, a medula espinal são rompidos. Característica deste tipo de violência é uma lesão combinada, na qual, para além da lesão da medula espinal, são danificados órgãos abdominais e pélvicos, traumatismo craniocerebral. Na literatura, estas lesões são conhecidas como síndroma do cinto de segurança. Neste caso, a linha de fratura pode passar pelo corpo vertebral (fratura Chance), pelos ligamentos e disco, combinações da 1ª e 2ª lesões (Fig. 2).

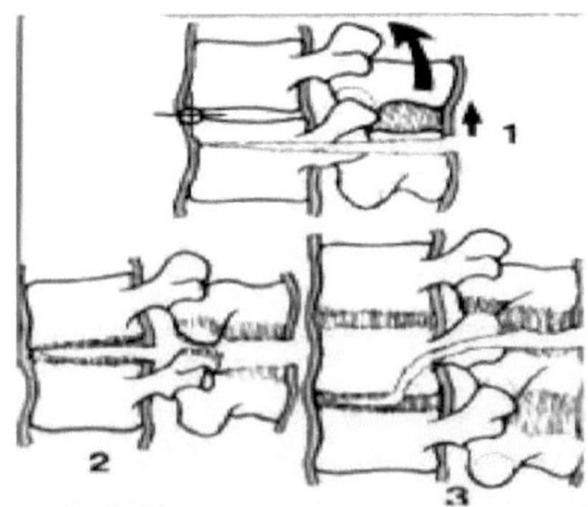

Figura 2. Tipo de lesão do cinto de segurança (lesões do cinto de segurança). A linha de fratura atravessa o osso (fratura de Chance) (1); - atravessa os ligamentos e o disco (2); - combinação das duas primeiras variantes (3).

Para além do mecanismo de distração da lesão nos acidentes de viação, existe outro mecanismo específico de lesão, o chamado mecanismo de whiplash, que é caraterístico da coluna cervical nas colisões de automóveis (Fig. 3).

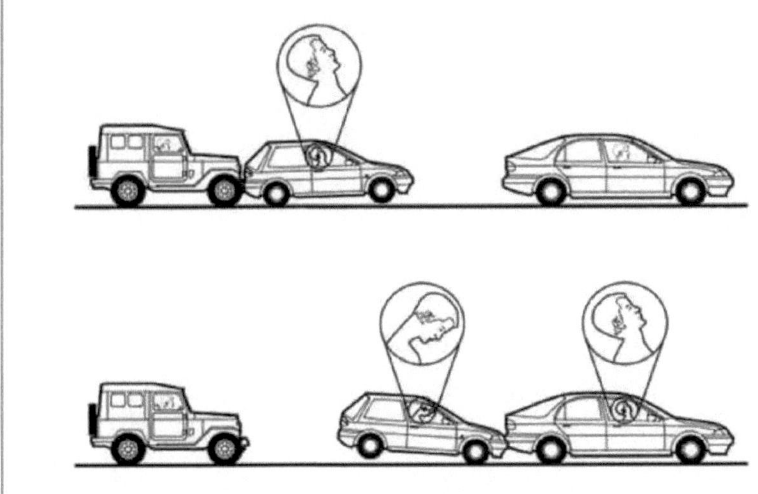

Figura 3. Mecanismo de lesão por efeito de chicotada no traumatismo rodoviário

Numa colisão traseira, a cabeça de um passageiro de um carro à frente do veículo é primeiro desviada bruscamente para trás (uma lesão extensora típica) e, no instante seguinte, o mecanismo de movimento inercial e uma resposta de flexão brusca são activados, resultando numa lesão adicional, já flexora. Estes são os mecanismos que podem levar a graves fracturas-luxações com lesão da medula espinal.

Cada um dos tipos de violência enumerados conduz a uma determinada forma de lesão da coluna vertebral - fratura por compressão em cunha (flexão), luxação (flexão), rutura do disco e lesão das estruturas posteriores (extensão), fratura por estilhaços, fratura explosiva (carga vertical). A relação entre a natureza da lesão e o mecanismo de lesão pode ser representada condicionalmente da seguinte forma.

Classificação das lesões por mecanismo de origem do traumatismo

Lesões de hiperflexão	Lesões de hiperextensão	Lesões por compressão	Lesões rotacionais	Danos translacionais
Subluxação anterior (distorção em hiperflexão)	Deslocações de hiperextensão	Fracturas por explosão	Subluxações rotacionais	Fracturas dos processos em forma de gancho
Deslocações em hiperflexão	Fracturas isoladas do arco vertebral C1	Fracturas Jefferson	Deslocações intervertebrais unilaterais	
			articulações (+ hiperflexão)	
Fracturas de dentes C2	Fracturas isoladas da placa do arco		Fracturas do cólon (+hiperextensão)	
Fracturas em cunha dos corpos vertebrais	As fracturas do "carrasco"		Fracturas no limite entre a haste e a placa de arco	
Fracturas por acaso	Lesões por extensão com descolamento de fragmentos em forma de lágrima			
Deslocações bilaterais das articulações intervertebrais				
Lesões por flexão com descolamento de fragmento em forma de lágrima				
Fracturas de escavadoras				

Pode haver combinações destes mecanismos de violência. As quedas de cabeça para baixo são as mais perigosas para a coluna cervical. Incluem-se aqui as chamadas fracturas-luxações do mergulhador, uma lesão típica do verão. O mecanismo extensor é mais caraterístico. Ao mergulhar, a vítima bate com a superfície frontal da cabeça contra o fundo ou um obstáculo. A presença de feridas ou escoriações na região frontoparietal confirmam este mecanismo e devem alertar o médico para a possibilidade de uma lesão deste tipo.

Classificação das lesões da coluna vertebral

Os abusos acima referidos podem conduzir a lesões que se dividem em duas categorias principais - estáveis e instáveis.

O conceito de fracturas estáveis e instáveis da coluna vertebral foi introduzido por Nicoli em 1949 para a coluna lombar e, em 1963, Holdworth alargou-o a toda a coluna vertebral. Segundo Holdworth, toda a coluna vertebral está dividida em secções anterior e posterior. A coluna posterior é constituída por todas as formações anatómicas que se encontram atrás do ligamento longitudinal posterior. Neste caso, as articulações do arco com o seu aparelho ligamentar, os ligamentos amarelos, intercostais e supra-espinhosos formam um complexo a que Holdworth chamou "complexo ligamentar posterior" e Y.L. Tsivyan (1971) chamou "complexo de suporte posterior".

De acordo com esta classificação, todas as lesões da coluna vertebral em que o complexo de suporte posterior permanece intacto são estáveis. Estas incluem, acima de tudo, danos isolados em elementos individuais do complexo posterior, fracturas em cunha de primeiro grau dos corpos vertebrais sem cifose pronunciada. As lesões anteriores moderadas não são normalmente acompanhadas de danos nas estruturas ósseas e ligamentares posteriores. Nas lesões instáveis, o complexo de suporte posterior é danificado juntamente com o complexo anterior. Os exemplos típicos de lesões instáveis são as luxações vertebrais, as fracturas-luxações e as fracturas de compressão de terceiro grau com uma deformidade cifótica pronunciada, em que os elementos vertebrais posteriores se abrem, os ligamentos supra e interósseos são danificados e as articulações são subluxadas.

Para determinar a estabilidade de uma fratura, a teoria da divisão da coluna vertebral em 3 colunas é agora mais utilizada (Denis F., 1984). De acordo com esta teoria, a coluna vertebral divide-se em três colunas: 1 - anterior, que é formada pelo ligamento longitudinal anterior, pela metade anterior do corpo vertebral e pela parte anterior do disco intervertebral; 2 - média, que é formada pela metade posterior do corpo vertebral, pela parte posterior do disco, pelo ligamento longitudinal posterior e pelas porções anteriores dos pedículos vertebrais; 3 - suporte posterior, que é formada pelos arcos vertebrais, pelas articulações em arco, pelos processos espinhosos e pelos ligamentos amarelo, interorbital e supra-espinhoso (Fig. 4). (Em algumas literaturas são referidos os 2/3 anteriores do corpo vertebral e o 1/3 posterior do corpo vertebral).

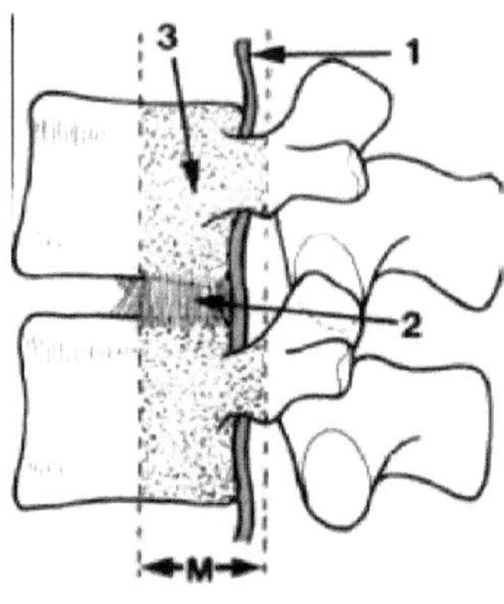

Fig.4 . As três colunas de suporte da coluna vertebral (Denis). Coluna anterior - até à linha tracejada vertical. Coluna média (M) - entre as duas linhas tracejadas. Coluna posterior - zona posterior à linha tracejada posterior.

Se quaisquer dois dos pilares listados estiverem danificados, o dano é considerado instável.

Um modelo de três colunas da anatomia da coluna vertebral.

	Componente anatómico	Visualização óptima
Coluna da frente	2/3 ou 1/2 anteriores do corpo vertebral 2/3 ou 1/2 anteriores do anel fibroso Ligamento longitudinal anterior	Sagital reformatações frontais
Coluna central	Terço posterior (ou metade) do corpo vertebral e pernas do arco vertebral Terço posterior (ou metade) do anel fibroso Ligamento longitudinal posterior	Cortes axiais Renormalizações sagitais
Coluna traseira	Parte posterior do arco e processos articulares com articulações intervertebrais Ligamentos amarelos Os ligamentos supra-espinhoso e inter-espinhoso	Cortes axiais Cortes sagitais e reformatações frontais

Sinais de instabilidade após lesão da medula espinal:

Coluna da frente

1. Diminuição da altura do corpo superior a 50%

2. Deformidade angular do corpo vertebral superior a 10%

3. Rutura do ligamento longitudinal anterior (sintoma de rutura)

Coluna central

1. Irregularidade do contorno na superfície posterior do corpo vertebral

2. Diminuição da altura do corpo vertebral na margem posterior

3. Deslocamento do bordo posterior do corpo vertebral

4. Assimetria das pernas do arco ou da sua extensão

Coluna traseira

1. Divisão e divergência dos processos espinhosos

2. Fracturas que se estendem aos pedículos e à placa do arco ou às articulações intervertebrais

3. Deslocação lateral dos processos articulares

4. Subluxação das articulações intervertebrais com congruência das superfícies articulares inferior a 50%

5. Deslocação dos processos articulares

Atualmente, a classificação mais difundida e geralmente aceite das lesões da espinal medula é a classificação AO/ASIF desenvolvida por Magerl F. (1998), que constitui uma norma internacional. De acordo com esta classificação, distinguem-se três tipos de lesões - A, B, C. (Fig. 5). Tipo - A - fracturas de compressão (inclui fracturas estáveis e instáveis), Tipo - B - fracturas de distração (instáveis), Tipo - C - lesões torsionais complexas (fracturas-luxações).

Na classificação AO, é utilizado o modelo de duas colunas e são distinguidas três categorias de danos.

A. compressão do corpo vertebral

B. Danos nas estruturas anteriores e posteriores devido ao estiramento

C. Danos nas estruturas anteriores e posteriores devido à rotação

Cada categoria é ainda dividida em 9 subtipos, utilizando o esquema clássico 3-3-3.

Classificação AO das lesões da junção toracolombar
(de acordo com Magerl 1994).

Compressão do corpo vertebral	
A1	Fracturas por perfuração
A2	Fracturas por estilhaços
A3	Fracturas por explosão
Danos nas estruturas anteriores e posteriores devido ao estiramento	
B1	Flexão-distração predominantemente ligamentar
B2	Flexão-distração predominantemente óssea
B3	Hiperextensão

Danos nas estruturas anteriores e posteriores devido à rotação	
C1	Tipo A com rotação
C2	Tipo B com rotação
C3	Lesões por rotação de cisalhamento

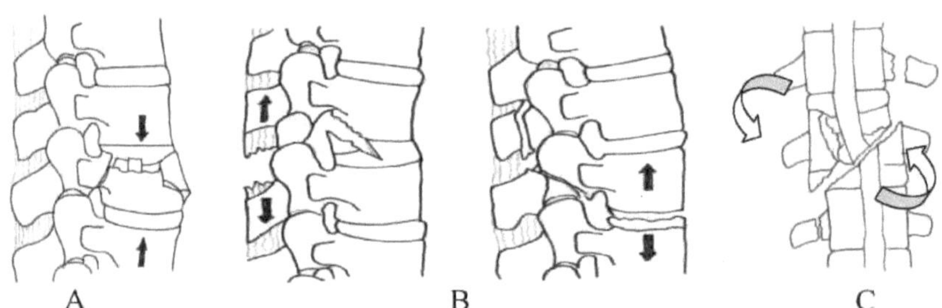

Figura 5. Três tipos de lesões da coluna vertebral de acordo com a classificação AO/ASIF. A - fracturas de compressão; B - fracturas de distração; C - lesões de torção complexas (fracturas-luxações).

Cada um destes tipos de lesões tem as suas próprias variedades, que são classificadas em grupos. Assim, no grupo A, que segundo a classificação AO/ASIF são classificadas como fracturas de compressão, podemos observar tanto as fracturas de compressão estáveis "típicas" como as fracturas de fragilidade frontais e instáveis (Fig. 6 a,b,c).

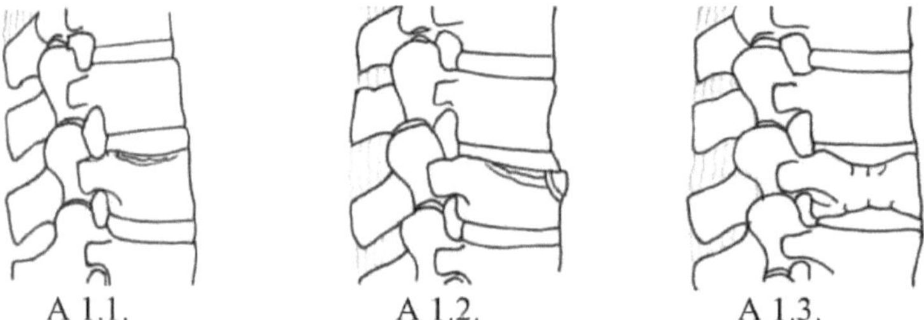

Figura 6a. A 1.1. Compressão ao nível da placa de fecho. A 1.2. Lesão em forma de cunha do corpo vertebral. A 1.3. Compressão duplamente côncava (colapso) do corpo vertebral.

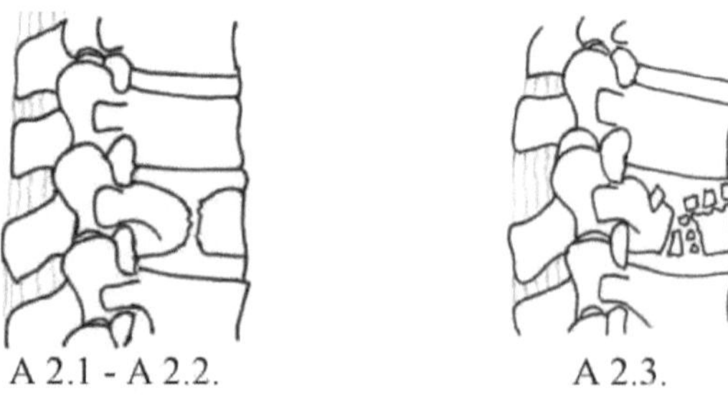

Fig. 6b. A 2.1 - A 2.2. - Fratura com divisão do corpo vertebral no plano sagital ou frontal. A 2.3. Fratura com divisão do corpo vertebral nos planos frontal e sagital com fragmentação.

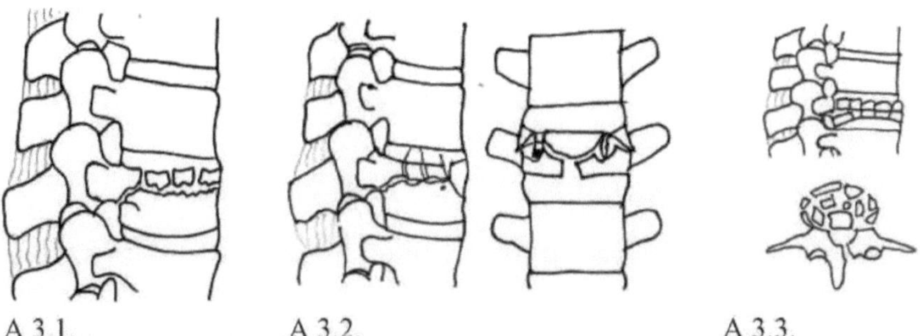

Fig.6c. A3.1 Fratura explosiva incompleta. A3.2. fratura explosiva com divisão. A 3.3. Fratura explosiva completa.

O tipo "B" inclui fracturas instáveis e fracturas-luxações de mecanismo predominantemente de flexão ou extensão, bem como de mecanismo de extensão (Fig.7 a,b,c).

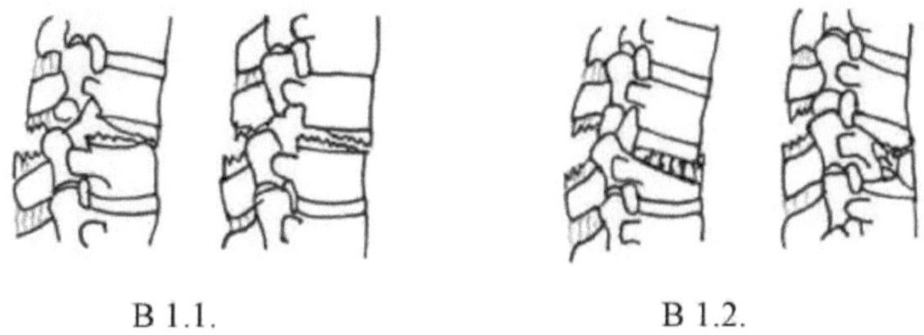

Fig.7a. B1.1 Lesão ligamentar posterior combinada com rutura transversal do disco. B1.2 Lesão ligamentar posterior combinada com fratura do corpo vertebral do tipo A.

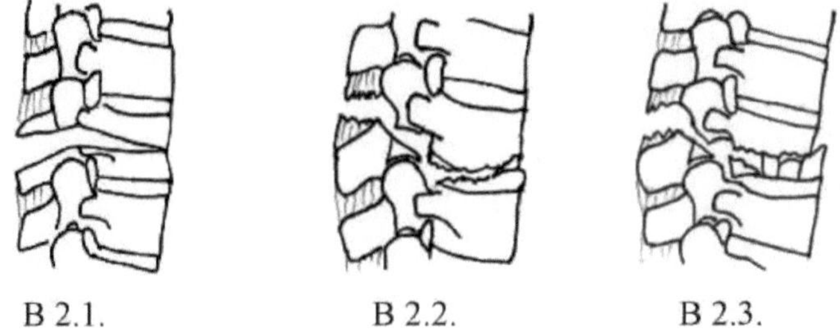

Fig.7b. B2.1 Fratura transversal de ambas as colunas. B2.2 Danos na coluna posterior (estruturas predominantemente ósseas) com rutura transversal do disco. B2.3 Danos na coluna posterior (estruturas predominantemente ósseas) combinados com uma fratura do corpo vertebral do tipo A.

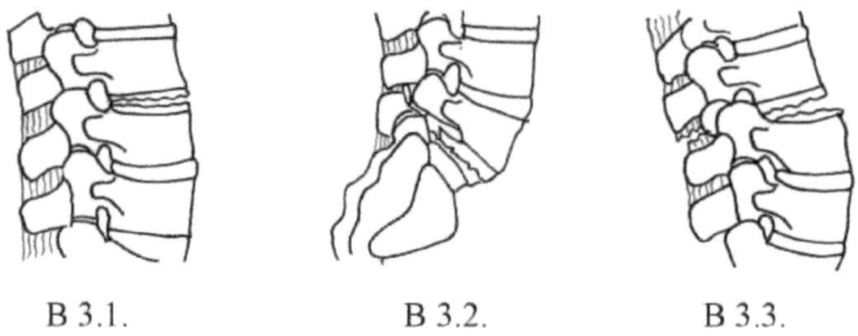

B 3.1.   B 3.2.   B 3.3.

Fig.7c. B3.1 Subluxação em hiperextensão. B3.2 Espondilólise em hiperextensão. B3.3 Lesão com deslocação posterior.

O tipo C inclui as lesões mais graves em termos de mecanismo e de grande destruição de estruturas anatómicas. No patomecanismo destas lesões, a violência rotacional ou de cisalhamento desempenha um papel importante e, por vezes, principal (Fig. 8 a,b,c,d).

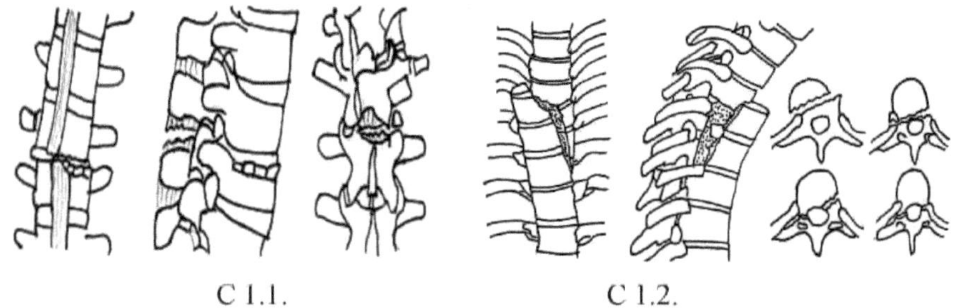

C 1.1.   C 1.2.

Fig.8a. C1.1 Fratura em cunha rotacional. C1.2 Separação do corpo vertebral.

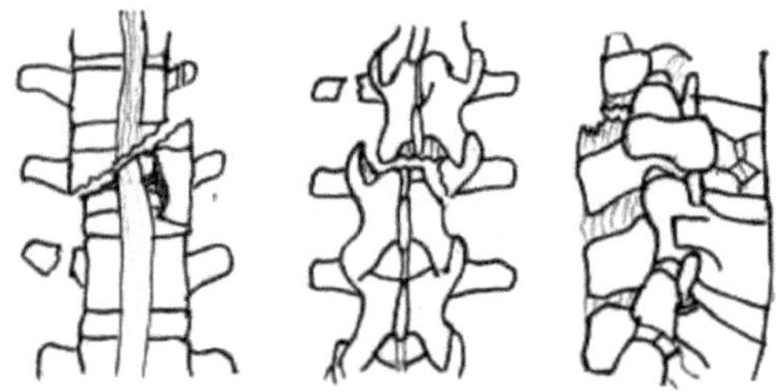

Fig.8b. C1.3 Fratura completa do tipo A com rotação.

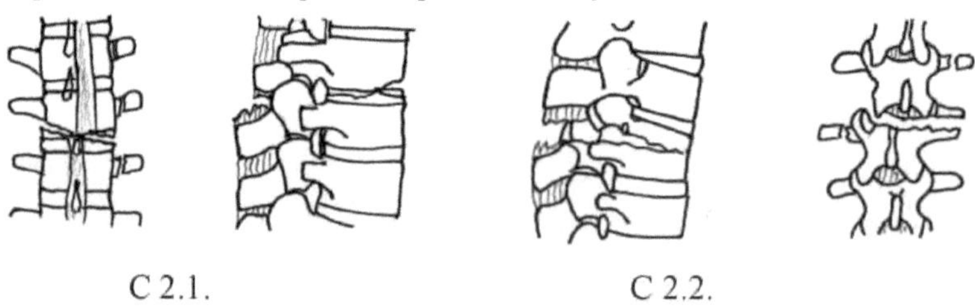

C 2.1.   C 2.2.

Fig.8c. C2.1 Lesão de tipo B com rotação - subluxação em flexão rotativa. C2.2 Lesão de tipo B com rotação - fratura transversal de ambas as colunas com rotação.

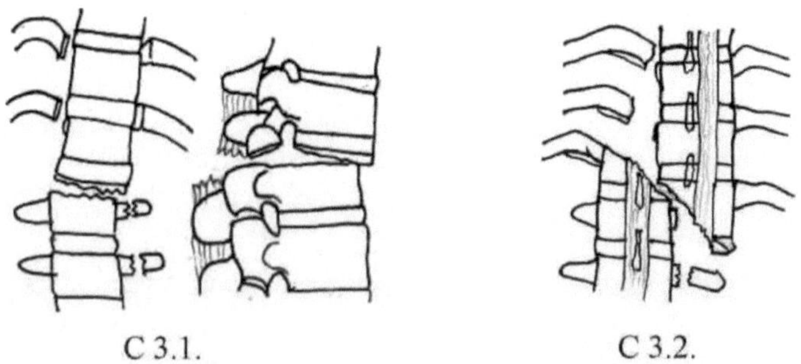

Fig.8g. C3.1 Fratura rotacional - fratura de cisalhamento de Holdsworth. C3.2 Fratura rotacional - fratura oblíqua da coluna vertebral.

Avaliação da radiação na lesão da espinal medula

A avaliação da lesão da medula espinal por radiação inclui a radiografia convencional, a tomografia computorizada (TC) e a ressonância magnética (RM). O objetivo da avaliação por radiação é: determinar a localização e a extensão da lesão, identificar sinais de instabilidade, classificar a natureza da fratura, determinar a extensão dos danos na integridade do canal espinal e os elementos de compressão da medula espinal e determinar a multiplicidade da lesão espinal.

Devem ser efectuadas radiografias simples em duas incidências normalizadas (antero-posterior e lateral) de boa qualidade em todos os doentes com suspeita de lesão da coluna vertebral. A radiografia adequada é efectuada com base nas queixas do doente de dores na coluna, dores localizadas ou deformidades e na presença de anomalias neurológicas.

Em determinadas situações, nem sempre é possível rodar o doente e, por conseguinte, devem ser utilizadas rotações do tubo de raios X na máquina para a projeção lateral do objeto.

Existem três áreas que requerem competências especiais em radiografia e interpretação de radiografias: a coluna cervical superior, a coluna cervicotorácica e a coluna lombossacra. Para identificar lesões na zona da vértebra C1, são necessárias radiografias em projeção direta através de uma boca aberta (pode utilizar um tubo utilizado para radiografias dentárias). Os contornos das vértebras nestas áreas podem não ser claramente visíveis nas radiografias devido à estratificação das formações ósseas circundantes: os ossos do crânio estão estratificados ao nível da primeira vértebra cervical, os ossos da cintura escapular ao nível cervical-torácico e os ossos pélvicos à quinta vértebra lombar. Na região toracolombar, os corpos vertebrais T12-L1 são muitas vezes indistintamente contornados devido à estratificação da sombra do fígado.

A tomografia computorizada (TC) e a ressonância magnética (RM) são os exames mais informativos para o diagnóstico de violações da integridade do disco ósseo vertebral e do complexo articular, bem como de violações dos contornos, da forma e do volume do canal vertebral. A informação contida nestas modalidades de exame, especialmente na RM, é tão demonstrativa e de alta resolução que pode ser comparada a fatias camada a camada de uma preparação congelada. Além disso, ao efetuar o estudo num plano, é possível obter uma imagem tridimensional, bem como uma imagem em três planos. A TC é mais informativa para a imagiologia do tecido ósseo e da sua estrutura. A RM fornece mais informações sobre o estado dos tecidos moles circundantes, dos discos e do conteúdo do canal raquidiano em modos de diferentes densidades de tecido, e também oferece a oportunidade de obter uma imagem de mielografia com contraste sem injeção de contraste (Fig. 9). É de salientar que todos estes métodos (radiografia, TC e RMN) não se substituem, mas, em alguns casos, complementam-se mutuamente.

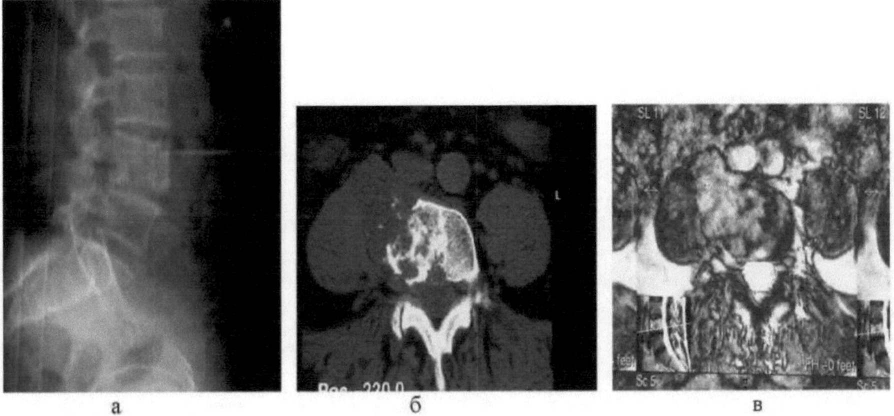

a   б   B

Figura 9. Imagem do tumor vertebral de L4 em radiografia (a), TC (b) e RM (c).

O método de exame mais importante é o radiológico. À mínima suspeita de lesão da coluna cervical, é obrigatória a realização de uma radiografia em duas projecções mutuamente perpendiculares: antero-posterior e lateral. Nalguns casos, o contorno das vértebras cervicais inferiores e da primeira vértebra torácica só pode ser identificado na tomografia computorizada.

Para a região cervical superior (vértebras C1 - C2), a projeção anteroposterior é realizada através da boca aberta na posição supina. A projeção lateral é realizada na posição deitada normal. Neste caso, a radiografia mostra as duas vértebras superiores - C1 e C2 (atlantus e axis), as facetas articulares e as fendas articulares C1-C2. Podem ser vistas as massas laterais da primeira vértebra, que se encontram lateralmente ao dente do áxis sob a forma de dois paralelogramos. A simetria das estruturas acima referidas é perturbada quando ocorre a lesão (Figs. 10, 11).

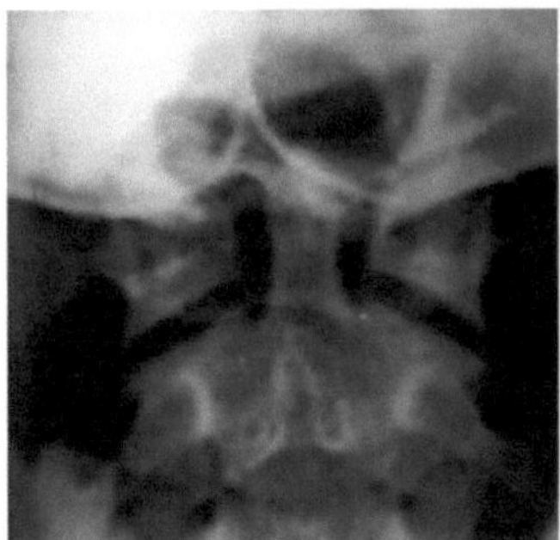

Figura 10. Radiografia das vértebras C1-C2 através de uma boca aberta.

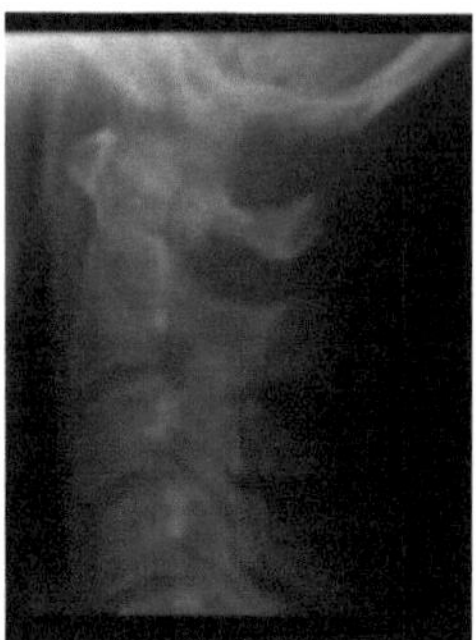

Fig.11. Formações anatómicas na radiografia lateral da coluna cervical superior: - osso occipital, - arcos anterior e posterior do atlante, - dentição de C2, - corpo de C2, - istmo e arco de C2

Fracturas suboccipitais

1. A luxação atlanto-occipital é o resultado do estiramento e deslocamento do complexo ligamentar entre o crânio e a coluna cervical, a tomografia computadorizada mostra um aumento da distância entre o basion e o processo dentado de mais de 12mm.

As luxações da cabeça na articulação atlanto-occipital ocorrem em consequência de um traumatismo maciço e são acompanhadas de lesões craniocerebrais. Os doentes encontram-se em estado grave, muitas vezes inconscientes, ou morrem no local. Por isso, na prática clínica, estes casos são raros e pertencem à categoria da casuística. O diagnóstico é possível através de radiografias de projeção lateral (Fig. 12).

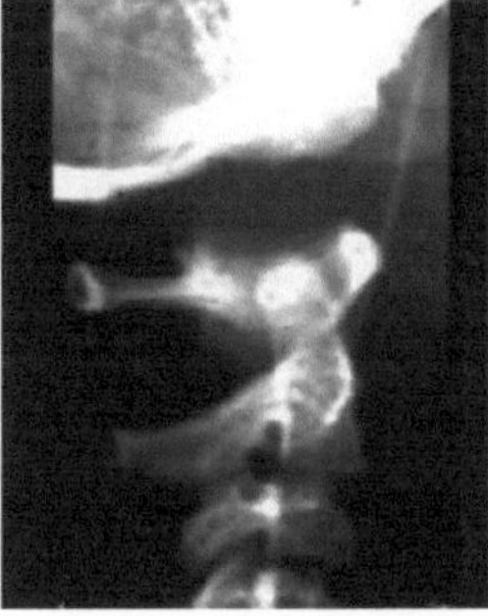

Figura 12. Luxação na junção atlanto-occipital: observa-se separação significativa das superfícies articulares do osso occipital e do atlantus.

Pode também incluir fracturas do côndilo articular do osso occipital, detectáveis na TC (Figura 13).

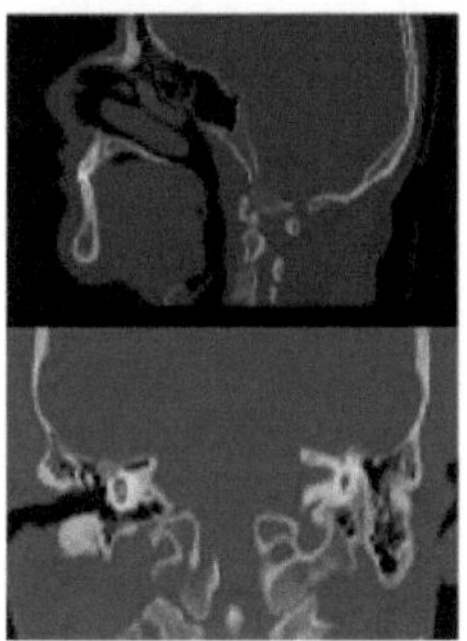

Figura 13. Tomografia computorizada da base do crânio e da coluna vertebral superior. É identificada uma fratura do côndilo articular do osso occipital

As fracturas de C1 são divididas em 5 subtipos, dependendo do curso da linha de fratura.

Tipo I	Fratura do arco anterior	Frequentemente associada a uma fratura da dentição C2
Tipo II	Fratura do arco posterior	A fratura mais comum

Tipo III	A fratura de Jefferson	Fratura bilateral simétrica instável dos arcos anterior e posterior, sempre com rutura do ligamento transverso
	Tipo I	Sem deslocação de fragmentos
	Tipo II	Deslocação anterior e deslocação angular do arco anterior
	Tipo III	Frente adicional e
		deslocação craniana da arcada posterior
Tipo IV	Fratura das massas laterais	
Tipo V	Fratura do processo transverso	

As fracturas do atlas, tal como as de outras vértebras, podem ser estáveis ou instáveis. Estão divididas em 4 tipos, de acordo com a natureza da fratura. Se o arco vertebral fraturar num único local, a fratura será estável. Se fraturar em dois ou mais locais, a fratura é instável (Figura 3, Figura 15). Uma fratura deste tipo da primeira vértebra cervical é designada por fratura em explosão ou em fenda (fratura de Jefferson). Neste caso, o anel atlântico rebenta como um bagel e as suas massas laterais divergem lateralmente como resultado da carga axial, porque no momento da lesão, com a aplicação de força à cabeça ao longo do eixo do tronco, a cabeça está inclinada para a primeira vértebra cervical. O principal valor de diagnóstico é a radiografia realizada através de uma boca aberta em projeção direta. Observa-se o deslocamento das massas laterais do atlantus relativamente ao dente do eixo e a sua saliência sobre o corpo do eixo. A TAC pode ser utilizada para diagnosticar com precisão a própria fratura vertebral e a sua natureza.

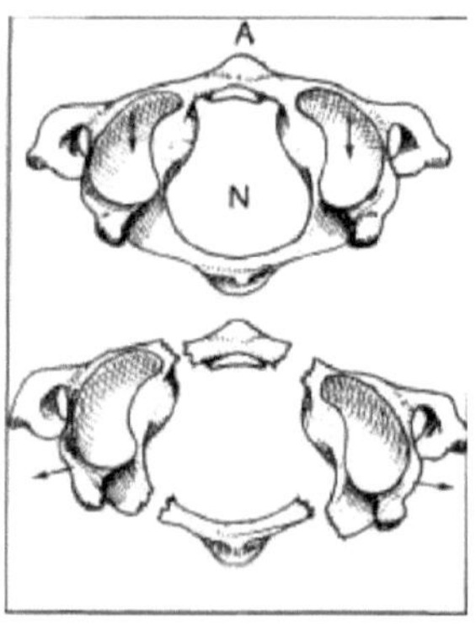

Figura 14. Fratura da 1ª vértebra cervical (Jefferson burst fracture).

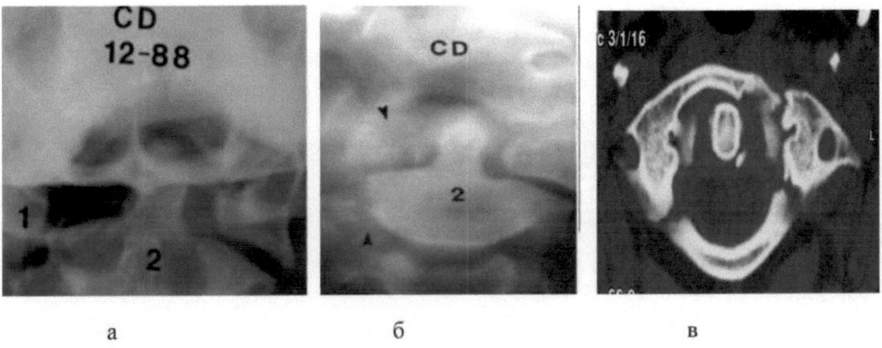

Fig. 15. Fratura de Jefferson; a - radiografía de boca aberta: a massa lateral direita (1) está deslocada para a direita; b - a mesma imagem na TAC - as setas indicam fracturas do arco atlanto-atlantar e massas laterais do corpo vertebral (2); c - TAC - fratura do arco atlanto-atlanto anterior e posterior (fratura de Jefferson).

Fracturas de tipo I-II (esquematicamente).

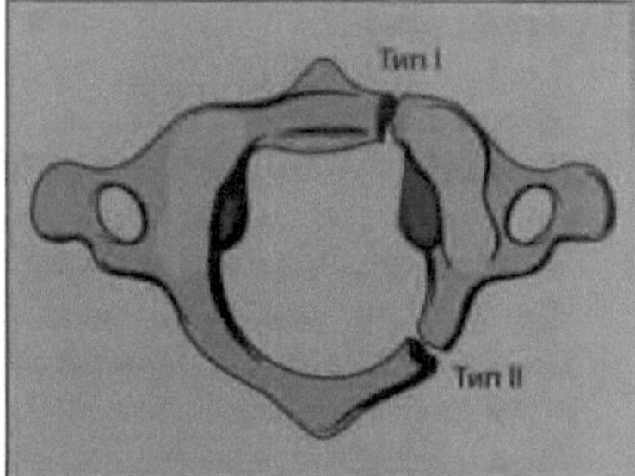

Fratura de Jefferson (tipo III).

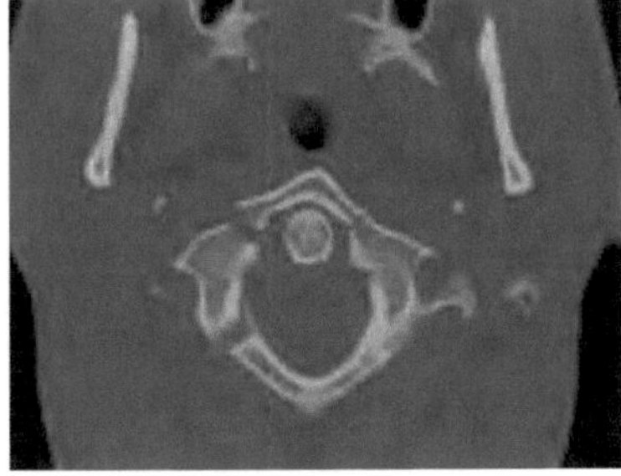

Fratura de C1 (tipo IV).

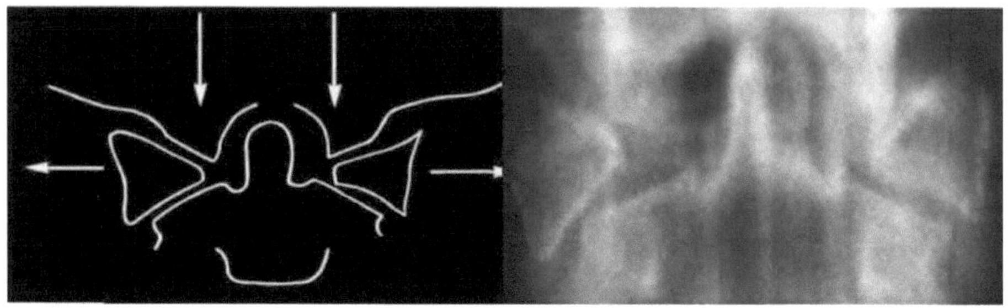

As lesões ao nível de C1-C2 devem incluir subluxações do atlas.

Subluxações rotacionais do atlas

A fixação rotatória atlanto-axial é uma subluxação pós-traumática irreparável. Existem quatro graus de gravidade, dos quais II-IV são acompanhados de rutura do ligamento transverso e alargamento do espaço atlanto-tibial.

As radiografias mostram que a simetria das massas laterais do atlas em relação à dentição está quebrada. No lado da subluxação, a distância entre o dente e a massa lateral do atlas é maior do que no lado oposto (Fig. 16). Uma radiografia lateral não é informativa nestes casos, mas é obrigatória para excluir uma fratura da base do dente do eixo.

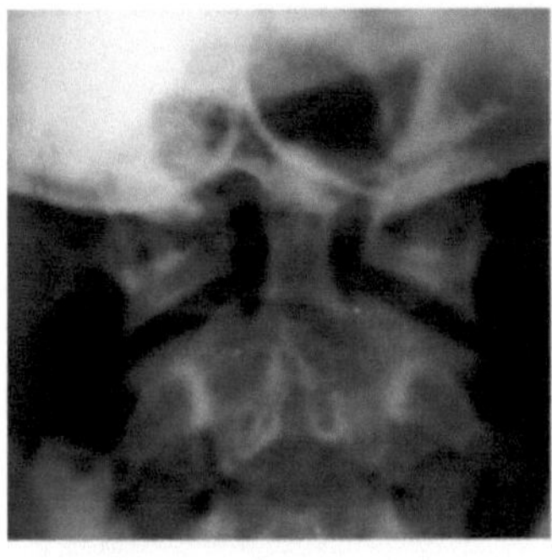
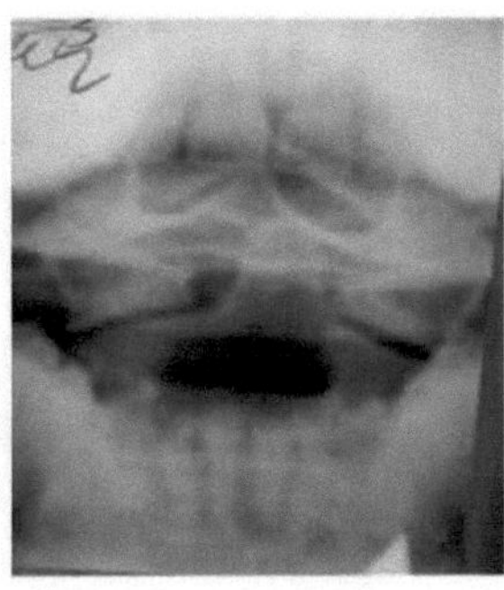

a   б

Figura 16. Subluxação rotacional do atlantus. Radiografia de C1 e C2 com a boca aberta. a - relação normal dos elementos vertebrais: as massas laterais de C1 estão equidistantes do dente de C2. b - subluxação rotacional de C1 - as massas laterais de C1 não estão simetricamente localizadas em relação ao dente de C2, o espaço articular direito é mais estreito que o esquerdo.

Luxação transligamentar e peridental do atlantus.

A luxação transligamentar do atlante é causada por uma rutura do ligamento transverso do atlante. Neste caso, o atlas e a cabeça são deslocados anteriormente, afastando-se da dentição. A luxação peridental é causada pelo deslizamento do dente para fora do ligamento transverso.

O principal sinal radiológico da luxação transligamentar da articulação atlanto-axial é o alargamento do espaço articular da articulação atlanto-axial anterior (a articulação entre a superfície posterior do arco anterior do atlanto-axial e a superfície anterior do dente do eixo - a articulação de Creuvillier). Normalmente, o espaço não excede 2,5 mm. (Figura 17).

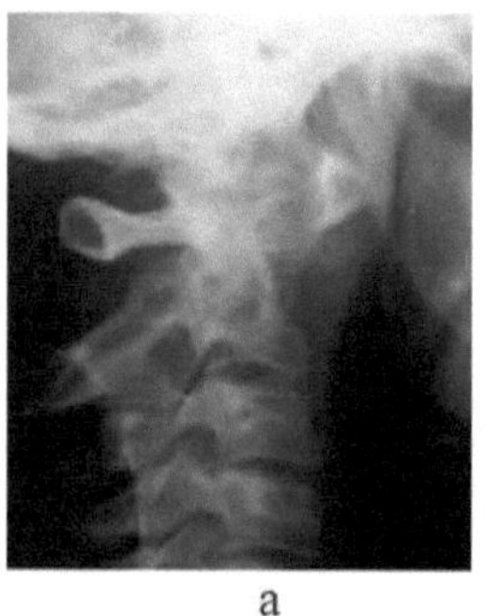
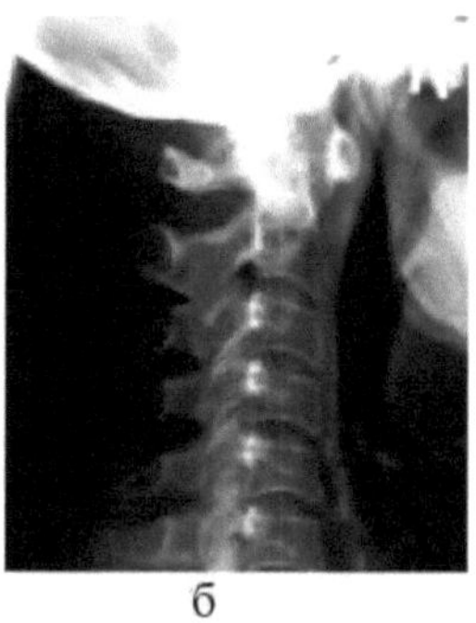

a   б

Fig.17 . Luxação transligamentar do atlas. O processo dentado está intacto. A primeira vértebra cervical com a cabeça deslocada anteriormente em relação a C2. a - O espaço da articulação crepitante articular é alargado para 1 cm, b - O espaço da articulação crepitante é superior a 2 mm

Fracturas vertebrais C2

Uma fratura do dente eixo em projeção direta é caracterizada por uma linha de fratura que pode passar pelo ápice do dente, como uma linha serrilhada em forma de arco do ápice do dente até à base, na base do dente transversalmente ou entrando no corpo do eixo (Fig. 18).

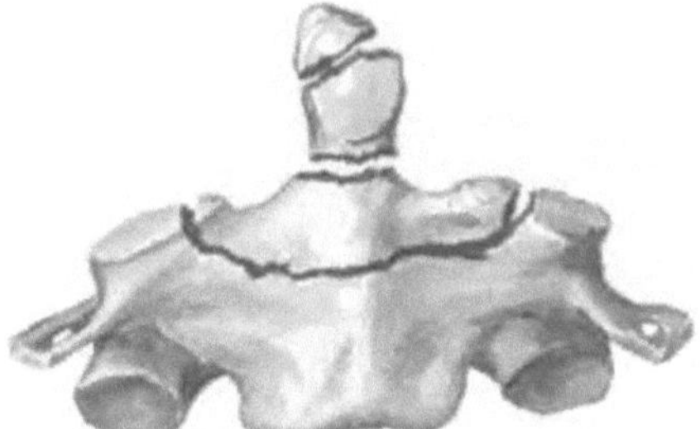

Fig.18. Fratura do dente do eixo: - fratura do ápice, - fratura na base do dente, - fratura do dente com a parte superior do corpo vertebral de C2.

Existem três graus de desalinhamento de um dente partido. O 1º grau de deslocação caracteriza-se pela inclinação do dente em alguns graus. O 2º grau é caracterizado por um dente que se deslocou alguns mm em largura e está inclinado para a frente ou para trás. No terceiro grau, o eixo, juntamente com o atlanto e a cabeça, é deslocado para a frente ou para trás em toda a largura do dente (Fig. 19).

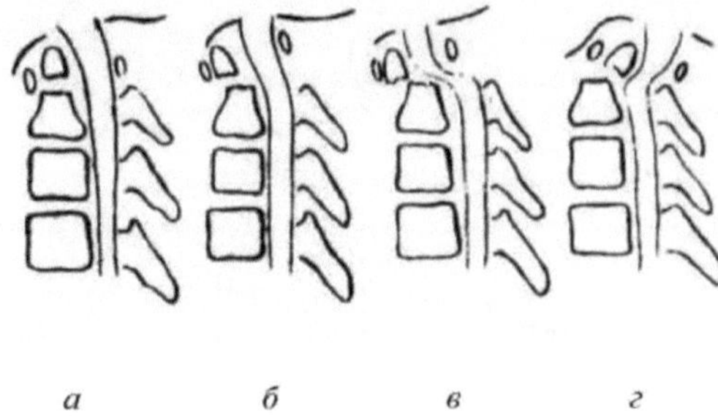

Fig.19. Fratura do dente eixo (a - 1º grau; b - 2º grau; c - 3º grau; d - deslocamento do dente eixo para posterior).

Um sinal confiável de uma fratura do dente do eixo em radiografias de projeção lateral é o seu deslocamento anterior junto com a primeira vértebra. O contorno anterior do dente do eixo forma uma linha quebrada com a superfície anterior do corpo vertebral de C2 (Figs. 20, 21).

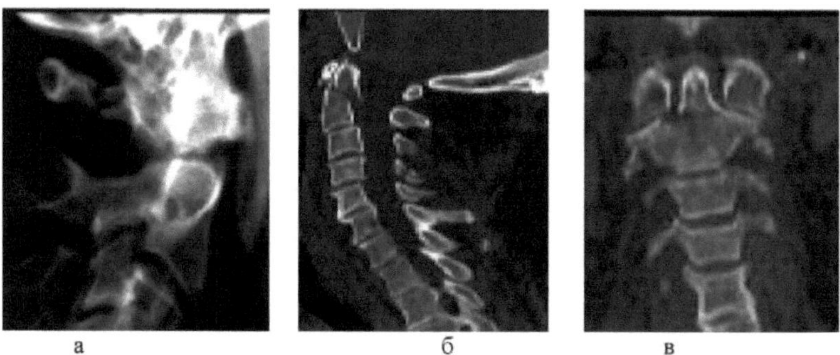

Fig.20. Fratura do dente do eixo. a - a radiografia mostra uma fratura da parte posterior do arco atlantus e uma fratura do dente do eixo sem deslocamento. b - TAC - fratura do dente do eixo na base, deslocamento posterior do dente. c - projeção direta do TAC - fratura do dente do eixo na base.

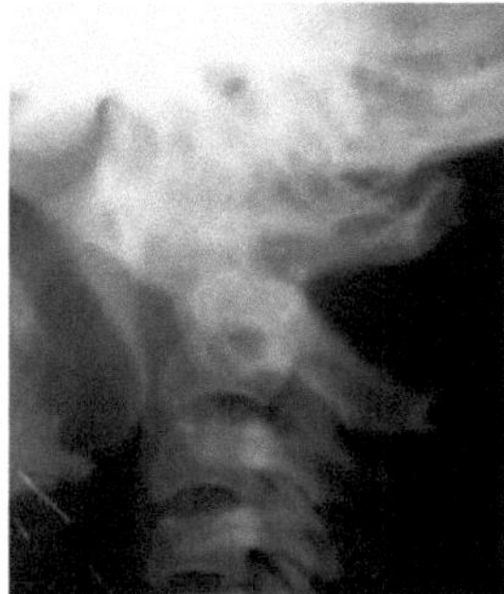

Figura 21. Fratura do dente do eixo com deslocamento anterior de ½ do seu diâmetro. O contorno anterior do dente e o corpo vertebral de C2 formam uma linha quebrada.

Distinguem-se as fracturas da dentição e as chamadas fracturas "carrasco".

As fracturas do processo dentado da vértebra C2 podem ser caracterizadas de forma bastante completa de acordo com a classificação de Anderson e d*Alonzo e são geralmente devidas a lesões de hiperflexão, menos frequentemente de hiperextensão (Fig.18).

Fracturas da dentição C2 (Anderson e d*Alonzo)

Tipo I	Fratura do ápice da dentição (geralmente estável)
Tipo II	Fratura através da base da dentição (instável)
Tipo III	Fratura através da base da dentição e do corpo de C2 (estável)

Fracturas C2 "carrasco" (por Effendi)

Tipo I	Fratura isolada do arco axial com deslocamento inferior a 3 mm (estável)
Tipo II	Fratura do arco com rutura do disco e deslocação ventral do corpo vertebral C2 superior a 4 mm e num ângulo superior a 11 graus (instável)
Tipo III	Fratura do arco com rutura discal e deslocação das articulações

intervertebrais C2-C3 (instável)

$_2$A próxima lesão caraterística é a fratura-luxação do C , em que há uma fratura do pedículo do arco axial e a deslocação do seu corpo juntamente com a coluna vertebral sobrejacente e a cabeça para a frente (espondilolistese traumática). Estas lesões são figurativamente designadas por "fratura do carrasco" ou "fratura do carrasco". O deslocamento do corpo pode ser mínimo, 1 a 2 mm, ou pode deslocar-se quase até à largura do corpo vertebral subjacente (Fig. 22)

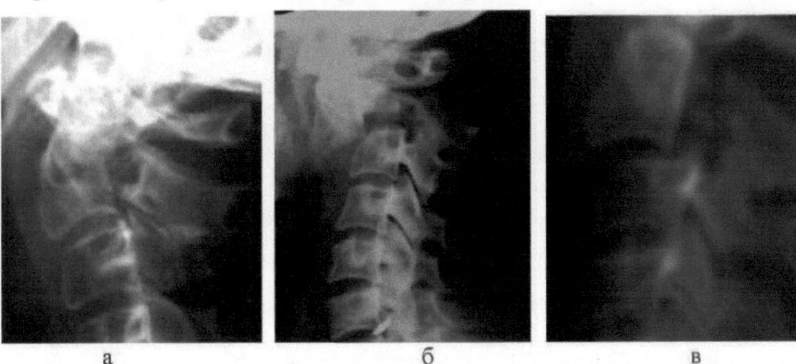

Fig.22. Fratura-luxação da vértebra C2 ("lesão do carrasco"): a - ligeira deslocação do corpo de C2; b - deslocação de C2 em toda a largura do corpo vertebral, c - deslocação moderada (¼ parte) do corpo de C2

As fracturas por compressão em cunha são menos comuns na coluna cervical do que noutras regiões da coluna. As fracturas por estilhaços do corpo vertebral ou uma combinação de uma fratura do corpo vertebral inferior e de uma deslocação ou subluxação da vértebra superior são mais comuns. De acordo com Henle, existem 3 graus de deslocação das superfícies articulares: até ¼ - I grau, até metade - II grau, até 3/4 - III grau). Existe ainda um IV grau de subluxação (deslocação) - deslocação superior. Numa luxação superior, as pontas dos processos articulares inferiores da vértebra deslocada estão localizadas nas pontas dos processos articulares superiores da vértebra abaixo. Quando uma vértebra é deslocada e os processos articulares inferiores da vértebra deslocada estão posicionados anteriormente aos processos articulares superiores da vértebra subjacente, é comummente referida como uma luxação fundida (Figura 23).

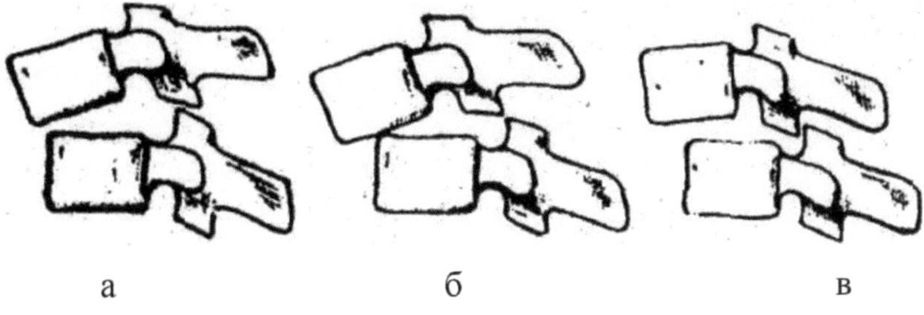

Fig.23. Luxações vertebrais: a - subluxação; b - luxação superior; c - luxação por tração.

Distinguem-se as luxações de inclinação (com inclinação vertebral) e as luxações de deslizamento (sem inclinação, com deslocação no plano horizontal) (Figuras 24, 25).

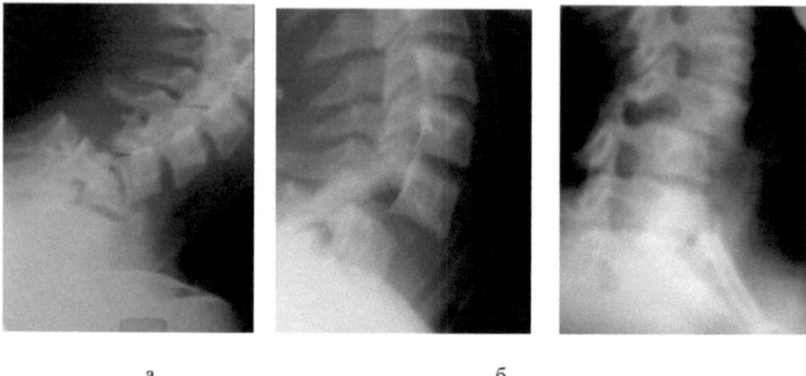

a   б

Fig.24. a - Luxação de inclinação da vértebra C5. O corpo vertebral é inclinado anteriormente em relação à vértebra subjacente e os elementos vertebrais posteriores são destruídos. b - luxação por cisalhamento. A vértebra superior deslocada bloqueou o canal espinal entre o seu arco e o bordo póstero-superior do corpo vertebral subjacente

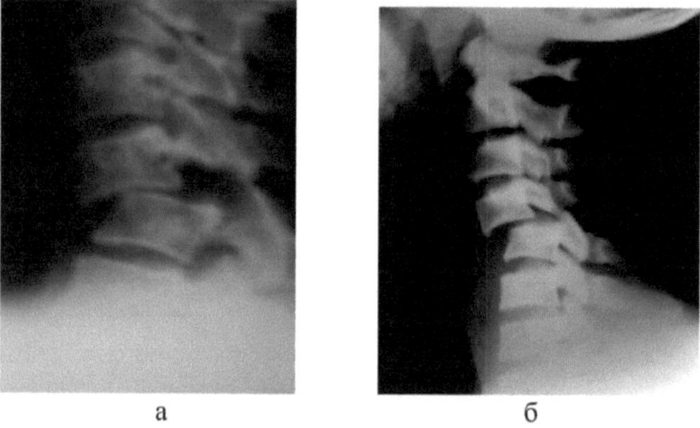

a   б

Fig.25. Variedades de luxação vertebral. a - uppercuts vertebrais, b - luxação por tração

O diagnóstico exato do desalinhamento do canal vertebral é possível com exames de TC e RMN, que podem determinar a presença de um disco intervertebral deslocado no canal vertebral, o envolvimento da medula espinal ou os tecidos moles circundantes.

As fracturas do tipo "lágrima" são definidas como o desprendimento de um fragmento do bordo anterolateral de uma vértebra. São causadas por traumatismos em flexão e localizam-se mais frequentemente ao nível das vértebras C5-C7. Estas fracturas são geralmente muito instáveis, acompanhadas de uma rutura do ligamento longitudinal anterior e provocam uma deslocação dorsal do corpo vertebral. Nestas fracturas, há hemorragia nos tecidos moles, que é visualizada como um aumento do seu volume.

Estas fracturas são frequentemente acompanhadas por uma fratura médio-sagital do corpo vertebral (Fig. 26).

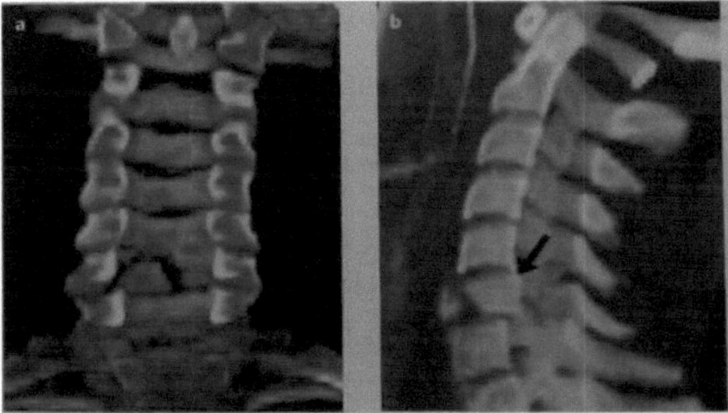

Figura 26. Fratura lacrimal C6

As fracturas de Dugger resultam de um traumatismo em flexão que leva a uma fratura de descolamento do processo espinhoso sem lesão ligamentar - são fracturas estáveis (Figura 27).

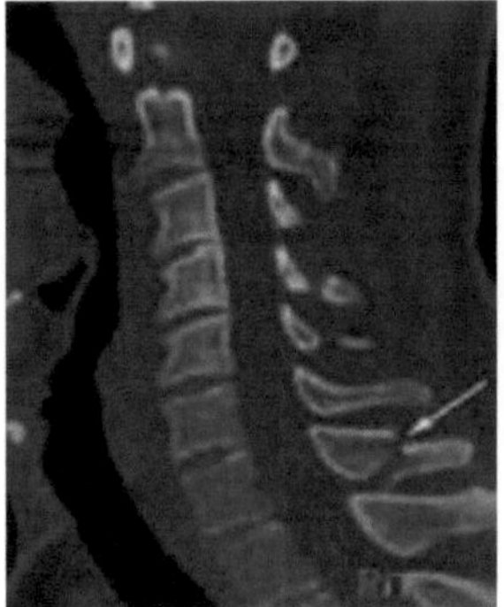

Figura 27. Fracturas do escavador. Fratura do processo espinhoso.

As fracturas explosivas das vértebras cervicais ocorrem após um impacto axial com rutura das placas de fecho e penetração de fragmentos de discos intervertebrais no corpo vertebral, presença de uma linha de fratura sagital e fragmentos múltiplos. A sua estabilidade depende dos danos na superfície posterior da vértebra, sendo frequentemente determinada a deslocação dos fragmentos para o canal espinal.

As fracturas dos processos articulares são menos comuns, são potencialmente instáveis e requerem fixação. As luxações da articulação intervertebral cervical: superior e de tração são o resultado de uma flexão cervical extrema da cabeça e do pescoço. Estas luxações são geralmente instáveis, muitas vezes bilaterais, com danos ligamentares e deslocação anterior da vértebra craniana. A reformatação sagital da imagem é necessária para determinar a presença de uma luxação por tração e para avaliar o grau de estreitamento do forame intervertebral. Regra geral, as imagens axiais e sagitais complementam-se e devem ser estudadas de forma integrada.

Os detalhes da natureza e das características das lesões na coluna cervical, bem como noutras regiões, são reflectidos com maior precisão na TC e na RM (Figuras 28 e 29).

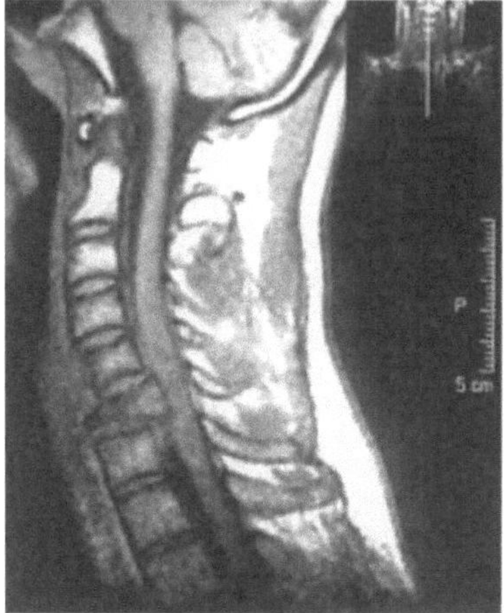

Figura 28: Imagem de ressonância magnética, fratura da vértebra C6.

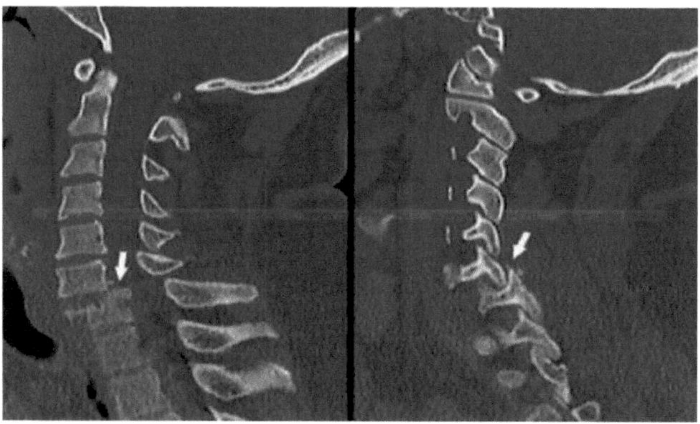

Figura 29: TAC da coluna cervical: revela uma fratura com deslocação da vértebra **C7**, fusão das articulações facetárias.

Lesões da coluna torácica e lombar.

A coluna torácica é a menos suscetível a traumatismos, devido à estabilidade proporcionada pela caixa torácica e à ocorrência de traumatismos graves. O tipo de lesão mais comum é a lesão em flexão, dadas as características anatómicas da estrutura (cifose fisiológica), que se acompanha de fracturas-luxações. A zona de transição toracolombar é mais vulnerável a fracturas. Os principais mecanismos de fratura nesta zona são a hiperflexão e a compressão, pelo que as fracturas por compressão são as mais frequentes.

Nos traumatismos com deslocação de fragmentos para o canal medular, deve ser avaliado o grau de estenose do canal medular (Fig. 30).

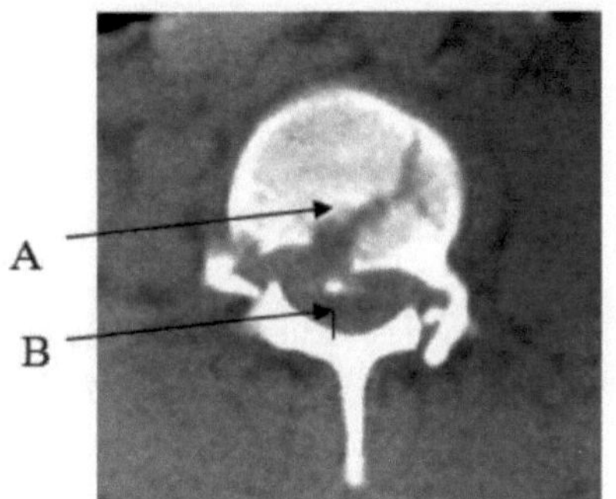

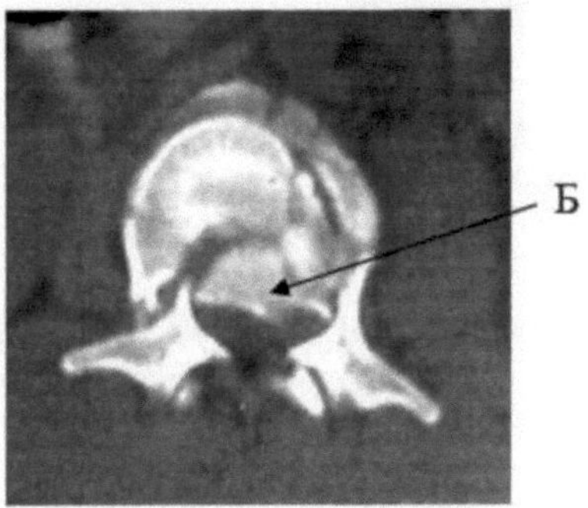

Figura 30. Fratura explosiva do corpo vertebral. Extrusão de fragmentos para o canal vertebral. A - corpo vertebral, B - fragmento deslocado, C - arco vertebral.

O diagnóstico de estenose do canal vertebral é estabelecido por espondilometria em radiografias de rotina, tomogramas computorizados (TC), imagens de ressonância magnética (RM) da coluna vertebral e mielogramas (MG). De importância primordial é a magnitude do diâmetro sagital ântero-posterior do canal espinal ou do saco dural. *Uma diminuição da distância entre a superfície posterior do corpo vertebral e o ponto oposto mais próximo no arco na base do processo espinhoso de até 12 mm em qualquer segmento da coluna vertebral é considerada estenose do canal espinal.* O canal radicular é considerado estreitado se o seu diâmetro mínimo em qualquer nível for igual ou inferior a 3 mm ou se a bolsa radicular não for contrastada na MG.

[22]O canal vertebral a diferentes níveis tem diferentes áreas de secção transversal: em média 2,5 cm , e a maior ao nível da quinta vértebra lombar é de 3,2 cm .

A presença de contusões, hematomas e lacerações da medula espinal só pode ser determinada de forma fiável após uma ressonância magnética.

No diagnóstico radiológico das lesões da coluna vertebral, especialmente da coluna torácica e lombar, tanto nas radiografias directas como nas de perfil, deve ser dada especial atenção a determinadas características que, por evidência direta ou indireta, podem indicar a natureza da fratura, a extensão da lesão e a adequação da classificação.

Alargamento da distância interfemoral (inter-esternal).

É definida pela dimensão da linha reta entre os contornos do bordo interno dos arcos vertebrais, comparada com a dimensão de duas vértebras adjacentes. Um aumento desta dimensão indica uma fratura em estilhaços do corpo vertebral, que é uma fratura do tipo A3/4 (Figura 31).

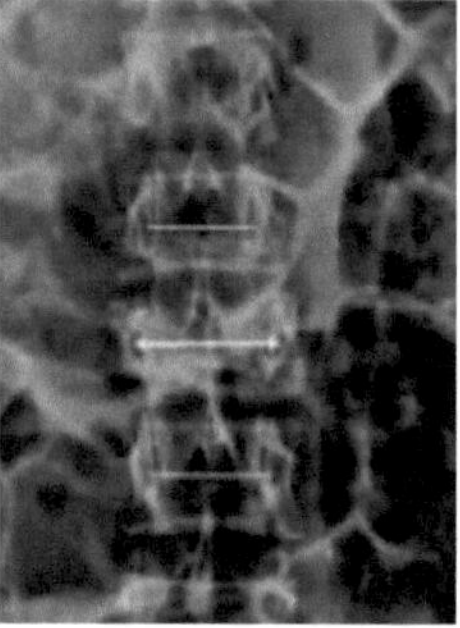

Figura 31: O aumento da distância interfemoral (interfemoral) indica uma fratura por estilhaços - tipo A3/4

A deslocação lateral do corpo vertebral ou a alteração das relações do processo espinhoso indicam uma deslocação vertebral (subluxação ou luxação). Esta lesão é classificada como uma lesão de tipo C. (Figura 32).

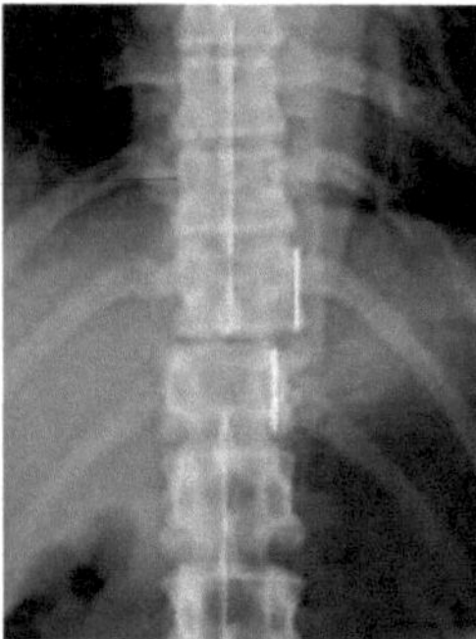

Figura 32: Deslocamento lateral do corpo vertebral. A linha do processo espinhoso está preservada. Lesão do tipo C.

Um aumento da distância entre os processos espinhosos (em comparação com os níveis adjacentes) na ausência de deslocamento lateral indica uma lesão por distração dos elementos vertebrais posteriores - uma lesão de Tipo B (B1 ou B2) (Figura 33).

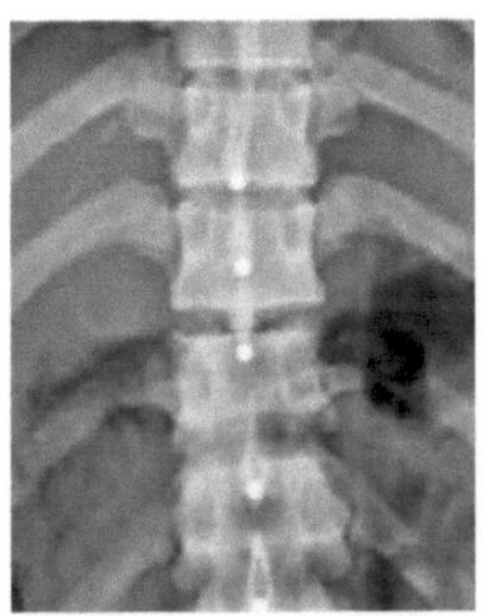

Figura 33: O aumento da distância entre os processos espinhosos (em comparação com os níveis adjacentes) indica uma lesão por distração dos elementos vertebrais posteriores. Lesão tipo B (B1 ou B2).

Em alguns casos, uma *fenda horizontal (linha de fratura) no corpo vertebral ao nível dos pedículos* pode ser vista em radiografias qualitativas em projeção direta. Este é um sinal de instabilidade de distração do tipo B (Fig. 34).

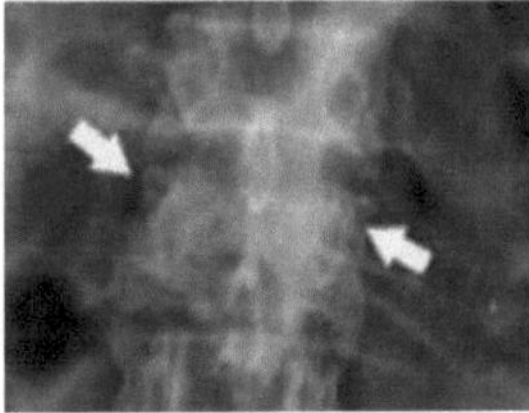

Figura 34: Fenda horizontal (linha de fratura) no corpo ao nível dos pedículos. Fratura de tipo B1.

Enquanto a interpretação das radiografias de projeção ântero-posterior nas fracturas da coluna vertebral é principalmente orientada por sinais indirectos de lesão vertebral, as radiografias de perfil mostram claramente sinais de lesão que, juntamente com os dados de fratura nas radiografias directas, permitem um diagnóstico mais preciso e definitivo.

As fracturas com perda da altura do corpo vertebral anterior (a altura do contorno anterior do corpo vertebral medida ao longo do bordo anterior da coluna vertebral, da placa terminal inferior à superior, e comparada com a altura da vértebra normal adjacente) com altura do corpo vertebral posterior preservada são classificadas como lesões do tipo A (Figura 35).

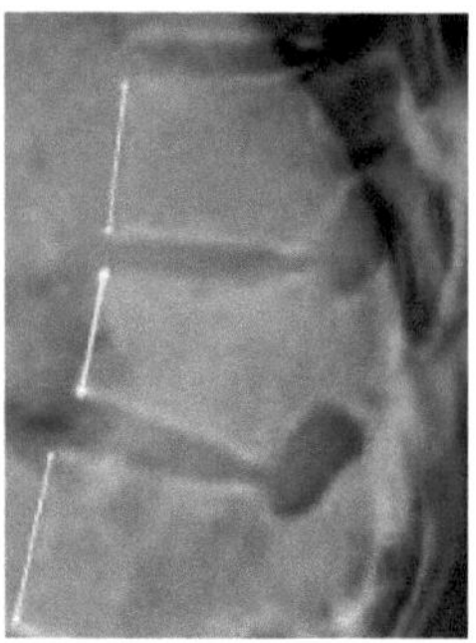

Figura 35. Perda da altura anterior do corpo vertebral. Medida ao longo do bordo anterior do corpo vertebral, da placa terminal inferior à superior, e comparada com a altura da vértebra normal adjacente.

As fracturas por compressão do corpo vertebral são normalmente divididas em três graus, dependendo do grau de redução da altura anterior do corpo vertebral:

I st. - redução da altura do corpo vertebral anterior em 1/4;

II st. - redução do aspeto anterior do corpo vertebral de 1/3 a 1/2 da altura;

III st.- redução da altura anterior do corpo superior a ½.

A compressão do corpo vertebral II-IIICT. É geralmente acompanhada de deformação cifótica, que pode atingir 30-40 graus ou mais. O ângulo de deformação é determinado pela intersecção de duas linhas traçadas ao longo da superfície posterior das vértebras superior e inferior. Neste caso, o interósteo está alargado ou a linha de fratura corre ao longo do processo espinhoso. Por outras palavras, há um traumatismo do complexo de suporte posterior que, juntamente com o suporte anterior e medial, caracteriza a fratura como instável. A maioria destas fracturas é do tipo A (Figura 36).

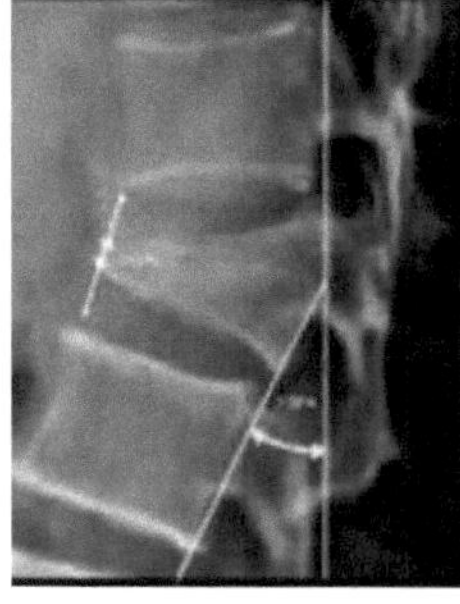

Figura 36: Fratura por compressão do corpo vertebral Shst. Compressão do corpo vertebral >50%. Cifose >30 graus.

O *grau de encunhamento do corpo vertebral e o grau de perda de altura do corpo vertebral* podem ser determinados utilizando a fórmula para o índice de encunhamento e o índice de perda de altura do corpo vertebral: **1cl** = hn : Hz, **1nv** = [^n:Hn)+ (bz:Hz)]:2, onde: **1cl.** - é o índice da forma de cunha do corpo vertebral, hn é a altura do contorno anterior da vértebra partida, Nz é a altura do contorno posterior da vértebra partida à mesma altura que a vértebra intacta, **Ine** é o índice de perda de altura do corpo vertebral, Hn é a altura do contorno anterior da vértebra intacta, hz é a altura do contorno posterior da vértebra partida (Fig. 37).

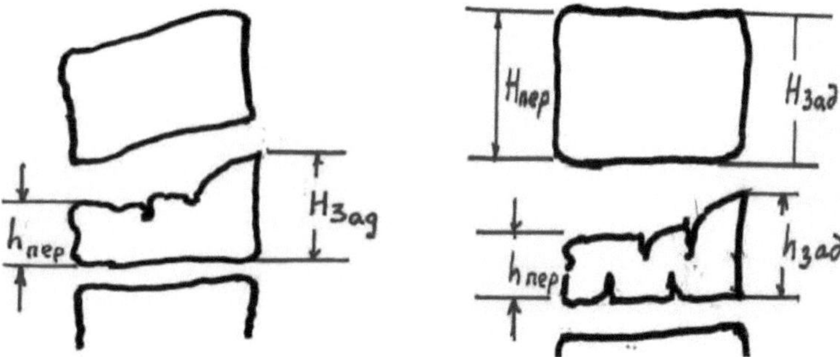

Figura 37: Esquema do índice de cunha do corpo vertebral (1cl) e do índice de perda de altura do corpo vertebral (1pv) (explicado no texto).

A *perda de altura do contorno posterior do corpo vertebral* ou a rutura da integridade da placa de fecho posterior (a altura do contorno posterior do corpo vertebral é medida ao longo das porções posteriores do bordo vertebral, da placa terminal superior à inferior, e comparada com a vértebra normal adjacente) indica uma compressão acentuada do corpo vertebral, envolvimento da parede posterior do corpo vertebral com possível extrusão do fragmento para o canal espinal - Tipo A3/A4. (Figura 38). Nestes casos, está indicada a realização de uma TAC para esclarecer o grau de traumatismo ósseo.

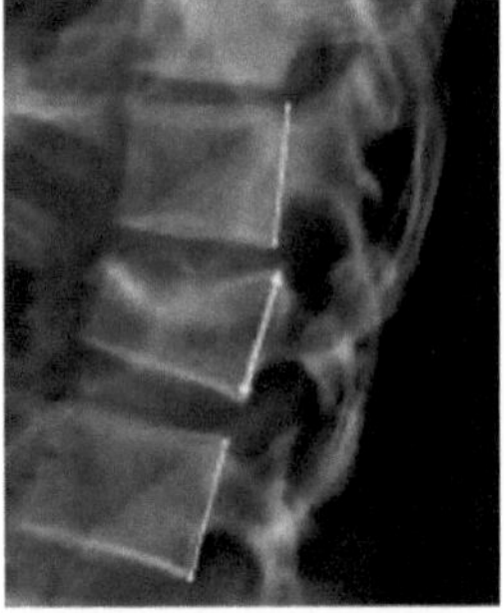

Figura 38: A perda de altura do contorno posterior do corpo vertebral indica o envolvimento da parede posterior do corpo vertebral com possível extrusão do fragmento para o canal espinal - Tipo A3/A4.

A perda de alinhamento (desalinhamento) dos corpos vertebrais é tratada como uma subluxação. Nestas situações, pode presumir-se subluxação ou luxação (fratura-luxação) das articulações facetárias. As lesões são classificadas como Tipo C (Figura 39).

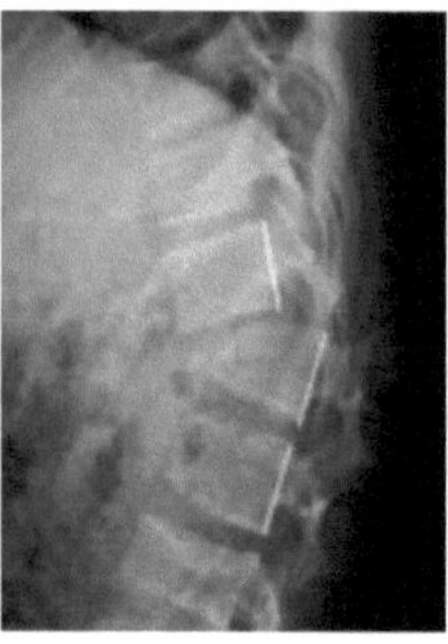

Figura 39: Luxação (fratura-luxação) do corpo vertebral superior. Lesão de tipo C.

As lesões por distração do tipo B apresentam um quadro peculiar. A deformação cifótica com compressão em cunha moderada do corpo vertebral pode ser acompanhada por alterações pronunciadas no complexo ósseo-ligamentar posterior. Trata-se de uma desconexão das articulações facetárias com um aumento da distância intercostal. Esta combinação de lesões indica danos nas estruturas de suporte anterior e posterior e é indicativa de uma fratura instável do tipo B2 (Figura 40).

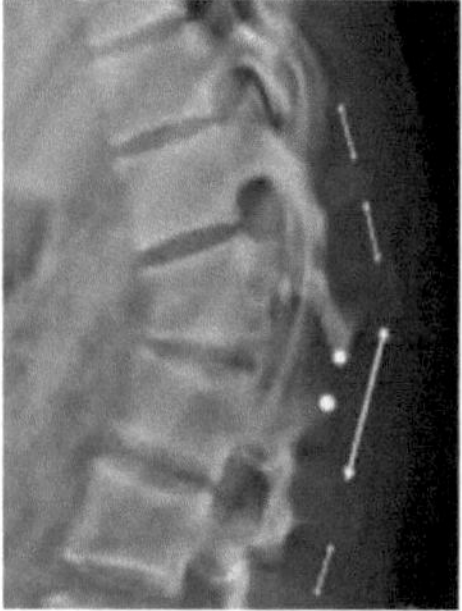

Figura 40. Fratura tipo B2. Combinação de deformidade em forma de cunha do corpo vertebral com separação da articulação facetária e aumento da distância intercostal

À primeira vista, as lesões superficiais devem ser motivo de preocupação em termos de gravidade da lesão. *Uma fratura isolada do processo espinhoso indica uma fratura estável do tipo A-0.* No entanto, *na presença de uma fratura anterior de A1, a presença de uma fratura horizontal do processo espinhoso indicaria uma lesão do tipo B1.2.* Qualquer suspeita deste tipo deve justificar um exame de TC adicional (Figura 41).

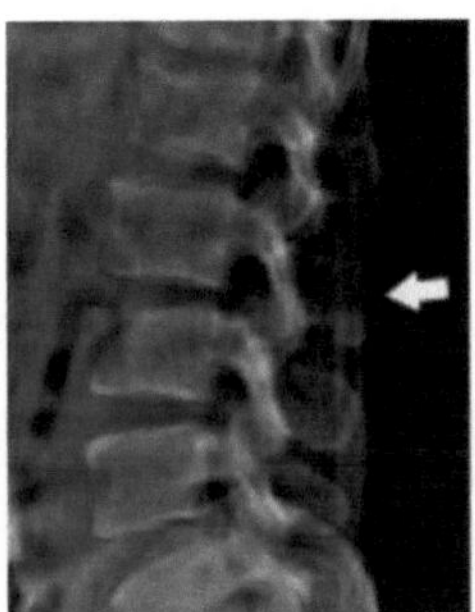

Figura 41: Fratura do tipo A1 anteriormente, a presença de uma fratura do processo espinhoso indica uma lesão do tipo B1.2.

Tomografia computorizada e ressonância magnética no diagnóstico das lesões traumáticas da coluna vertebral

Os exames de TC e RMN fornecem informações importantes sobre a extensão e a natureza dos danos em doentes com lesão da espinal medula.

Nos centros de trauma modernos, a TC é aceite como um método de rastreio. A tomografia computorizada multidetectores (TCMD), dependendo da natureza da lesão, inclui o exame do cérebro e dos ossos do crânio, do tórax e dos órgãos abdominais, da pequena pélvis, com estudo obrigatório das alterações ósseas e traumáticas. Nos aparelhos modernos, desde o primeiro exame, é possível obter secções finas (menos de um milímetro), necessárias para a construção de reconstruções óptimas, com posterior análise pormenorizada das lesões traumáticas do esqueleto.

Nos traumatismos da coluna vertebral, as fracturas são mais importantes, pelo que não é suficiente analisar todo o corpo em pormenor, especialmente se tiverem sido utilizados cortes espessos. Se se suspeitar de uma fratura da coluna vertebral, é obrigatório um exame específico de cortes finos.

Na TC espiral, os sintomas clínicos (dor, prolapso neurológico), bem como a presença de hematomas paravertebrais e retroperitoneais, são a razão para um exame detalhado das vértebras adjacentes com cortes finos na janela óssea, com a construção de reconstruções multiplanares e volumétricas.

As questões a que a TCMD deve responder são a estabilidade da fratura e o grau de compressão da medula espinal e dos nervos espinais. Na lesão da medula espinal, a coluna cervical e toracolombar são as mais frequentemente afectadas. As lesões por flexão e extensão ocorrem predominantemente na coluna cervical, enquanto as lesões por compressão ocorrem na coluna torácica e lombar. As fracturas vertebrais de C1 e C2 constituem uma categoria separada.

As fracturas vertebrais são frequentemente acompanhadas de edema dos tecidos moles paravertebrais, e as reconstruções MPR são utilizadas para avaliar o grau de edema.

No pós-operatório, a TAC é utilizada para avaliar o eixo da coluna vertebral, a relação entre os corpos vertebrais e o grau de estenose do canal vertebral. A tomografia computadorizada fornece informações necessárias após cirurgias de fixação interna e enxerto ósseo para avaliar a posição dos implantes, parafusos transpediculares, possível rutura de sua posição ou integridade, "subsidência" dos corpos vertebrais, presença de alterações inflamatórias e grau de consolidação.

Em pacientes com trauma, é geralmente preferível digitalizar uma ou outra parte da coluna vertebral como um todo para garantir reconstruções MPR e 3D de alta qualidade. A colimação para a coluna cervical é de 0,5-2 mm, para a coluna torácica de 0,75-2 mm e para a coluna lombar de 1-2,5 mm. A TCMD permite a digitalização de toda a coluna vertebral em cortes finos, o que é particularmente importante em doentes politraumatizados. O exame de toda a coluna vertebral como um todo é mais fácil e permite a periformidade em qualquer plano exatamente paralelo ao plano da vértebra ou do disco intervertebral lesionado, mesmo na presença de escoliose. Este tipo de exame implica certamente um certo aumento da exposição à radiação.

Ao criar reconstruções de imagens, é utilizado um pequeno campo de visão para garantir uma resolução espacial óptima. Em doentes com traumatismos, é utilizado um algoritmo de reconstrução de alta resolução (modo ósseo), enquanto um algoritmo de reconstrução padrão deve também ser utilizado para visualizar os tecidos moles adjacentes. No estudo de lesões do disco intervertebral, é utilizado um algoritmo de reconstrução de suavização para garantir um nível de ruído mais baixo nas imagens. Um algoritmo de alta resolução é adequado para avaliar o canal espinhal e o forame intervertebral enquanto se efectua a reformatação nos planos sagital, parassagital e frontal. Para a coluna cervical, é necessária uma reformatação com uma espessura de corte não superior a 1,5 mm; para a coluna torácica e lombar, é aceitável uma reformatação com uma espessura de corte de 2-3 mm, o que ajuda a reduzir o ruído da imagem.

Na região cervical, a qualidade da imagem pode ser significativamente reduzida devido ao ruído da cintura escapular, pelo que, para melhorar a qualidade das imagens obtidas, é utilizada a filtragem adaptativa; nos modernos aparelhos de TAC, o programa altera automaticamente a dose de exposição em função da espessura do objeto estudado em diferentes planos. Como alternativa, a RM pode ser utilizada no estudo da junção cérvico-torácica, que não apresenta as desvantagens acima referidas, mas a sua utilização também tem as suas limitações.

Nos casos em que está prevista a realização de uma tomografia computorizada espiral multidetectores, o exame radiológico convencional é atualmente rejeitado, uma vez que conduz a um aumento da exposição à radiação, atrasa temporariamente o exame e, sobretudo, não fornece informações adicionais (podendo, por vezes, causar uma interpretação errada das lesões existentes). Além disso, a TCMD é muito mais sensível na deteção de fracturas e deslocações do que a radiografia e permite evitar subestimar a gravidade das lesões, classificar as lesões em estáveis e instáveis e escolher um tratamento adequado. Nos doentes com suspeita de instabilidade ou estenose do canal espinal, a TCMD é necessária para planear a intervenção cirúrgica, mas se houver suspeita de lesão da medula espinal, o exame do doente deve ser complementado com ressonância magnética (RM), que também está indicada para a avaliação do complexo disco-ligamentar. A RM é também o melhor método de diagnóstico para a coluna cervical, uma vez que elimina os artefactos da cintura escapular superior.

Os elementos vertebrais individuais podem não ser visíveis nas radiografias e, nas regiões de transição, como a craniocervical, cervicotorácica, torácica, toracolombar e lombossacra, as imagens podem ser indistintas devido à sobreposição de sombras das estruturas tecidulares circundantes. Numerosos estudos mostram que as fracturas não são visíveis nas radiografias convencionais em mais de 20% dos doentes. Por conseguinte, em muitos centros, as tomografias computorizadas fazem normalmente parte do plano de exames. A TAC é especialmente necessária para a avaliação de uma fratura de acordo com a classificação AO (classificação AOSpine). Vantagens da TC: representação mais exacta dos danos nas estruturas ósseas, sensibilidade e especificidade >95%, TC multiespiral do tórax, abdómen e pélvis disponível para traumatismos viscerais.

Para além de identificar a gravidade e a natureza da lesão vertebral, as tomografias computorizadas são extremamente importantes para determinar a relação de rutura no canal espinal.

As imagens de TC mostram claramente uma lesão multifocal do corpo vertebral. Para além do grau de fratura do corpo vertebral, é possível determinar a deslocação dos fragmentos, incluindo para o canal espinal. A partir destes dados, o grau de envolvimento do canal espinal pode ser determinado e classificado com precisão de acordo com a classificação AOSpine (Fig. 42).

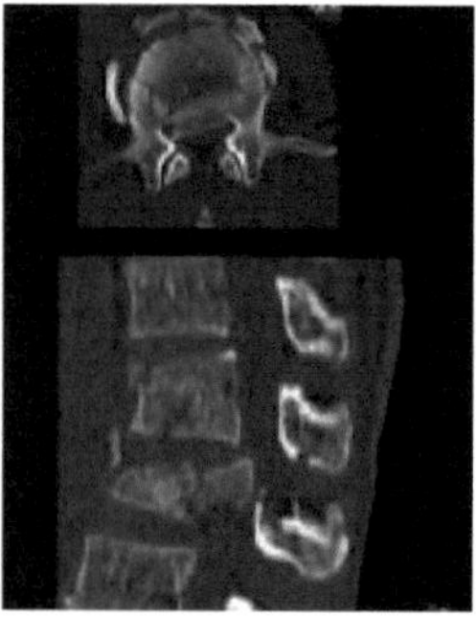

Figura 42: As imagens de TC mostram uma lesão multifocal do corpo vertebral com deslocação dos fragmentos para o canal espinal.

Os exames axiais de TC fornecem informações adicionais sobre a natureza e o tamanho dos fragmentos deslocados para o canal espinal e o grau de estenose espinal.

A dimensão sagital normal é determinada pelo diâmetro sagital médio do canal espinal das vértebras superiores e inferiores. A expressão percentual do grau de estreitamento do canal espinal em relação à linha de base é determinada pela fórmula: $A = (1 - x/y) \times 100$, em que A é a percentagem de estreitamento, x é a menor dimensão do canal espinal ao nível da lesão e y é o valor médio da dimensão sagital média num determinado doente (Fig. 43). T. Hashimoto et al. demonstraram que uma estenose do canal vertebral superior a 35% pode levar a uma lesão ou envolvimento da medula espinal, e muitos autores utilizam atualmente este conceito para determinar as indicações ou contra-indicações para o tratamento cirúrgico.

Informações adicionais sobre o grau de estenose espinal são fornecidas através da determinação do volume (área) da estenose espinal. P.A. Rasmussen definiu a área crítica do canal espinal ao nível de L1 como 1 cm quadrado (estenose ≈ 67%). Todos os doentes com esta área do canal espinal eram paraplégicos.

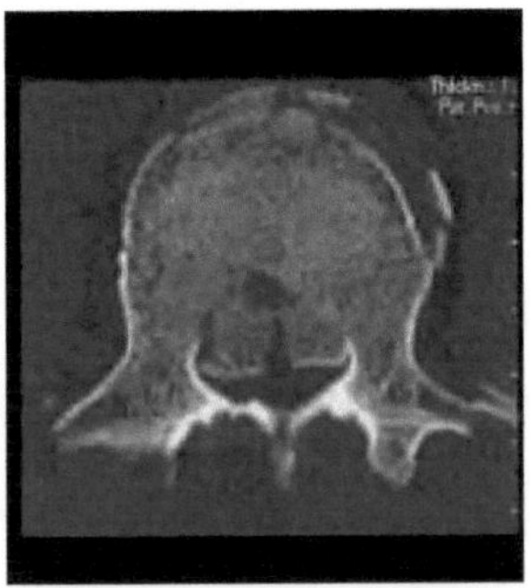

Fig.43. Tomografia computadorizada - projeção axial. Protrusão de dois fragmentos ósseos para o interior do canal medular.

De particular importância é não só o grau de estenose espinal, mas também as características específicas dos fragmentos deslocados para o canal espinal. Nos traumatismos graves da coluna vertebral, no momento da aplicação da força, os fragmentos não só se precipitam para o canal vertebral, como também rodam ao longo do seu eixo. Esta caraterística é de particular importância, pois indica que a ligamentotaxia não é possível para corrigir a posição e requer apenas uma descompressão aberta do canal espinal (Fig. 44).

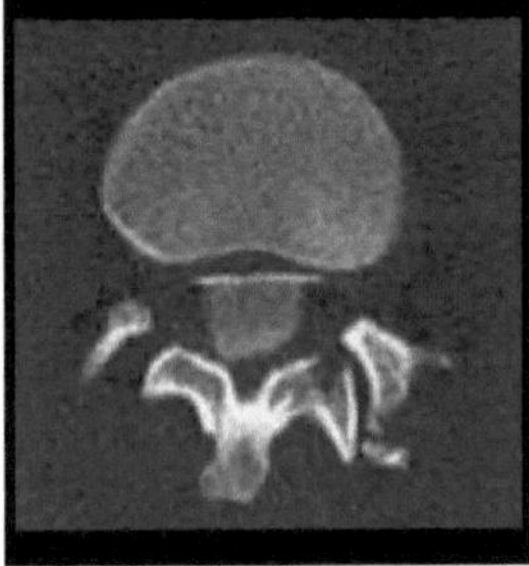

Figura 44. Tomografia computadorizada - projeção axial. Posição invertida (reversão) da placa cortical (o fragmento deslocado é rodado 180 graus de modo a que a sua superfície cortical se oponha à superfície do corpo vertebral principal).

Os fragmentos deslocados para o canal espinhal podem não ser representados por um ou dois fragmentos grandes, mas podem ser multifragmentários, indicando possíveis danos na dura-máter e impacto nas raízes nervosas (Fig. 45).

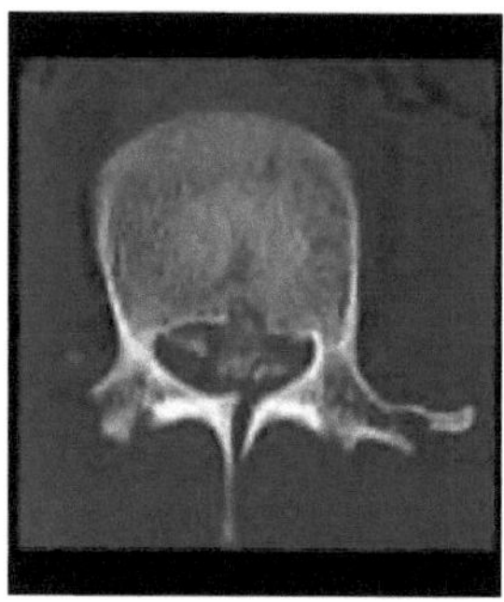

Figura 45. Padrão multifragmentário de fragmentos deslocados para o canal medular.

Uma fratura transpedicular pode ser detectada na tomografia computorizada. Apesar da área de lesão aparentemente pequena, este fator indica, por um lado, a natureza instável da lesão e, por outro lado, os cirurgiões devem evitar inserir parafusos nesta área durante a fixação transpedicular (Fig. 46).

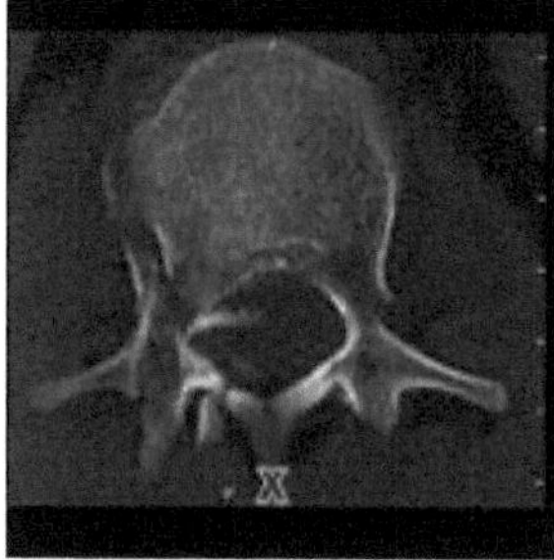

Figura 46. TOMOGRAFIA COMPUTADORIZADA. Projeção axial. Fratura transpedicular bilateral, fratura em arco, deslocamento do fragmento para o canal medular.

Estudo de ressonância magnética

A RM fornece excelentes informações sobre a extensão dos danos nos tecidos moles que ocorreram durante a lesão da coluna vertebral. No entanto, a necessidade de permanecer numa posição forçada durante muito tempo, a gravidade do estado do doente com hemodinâmica instável e os casos de politraumatismo excluem a possibilidade de utilizar a RM em todos os casos de traumatismo da coluna vertebral no período agudo. No envolvimento neurológico, a RM mostra com precisão o grau de compressão da medula espinal, o edema, a hemorragia e a presença de lesão medular transversal. A RM revela igualmente lesões do complexo ligamentar posterior e do complexo disco-ligamentar. A RM ajuda a detetar lesões multinível de segmentos não contíguos. Sabe-se que o grau de compressão do corpo vertebral e a cifose traumática podem aumentar na ausência de uma fixação e de uma proteção adequadas. O risco de progressão mantém-se durante os primeiros meses devido aos processos iniciais de regeneração, que se caracterizam pela reparação óssea e consequente enfraquecimento da densidade óssea (Fig. 47, Fig. 48).

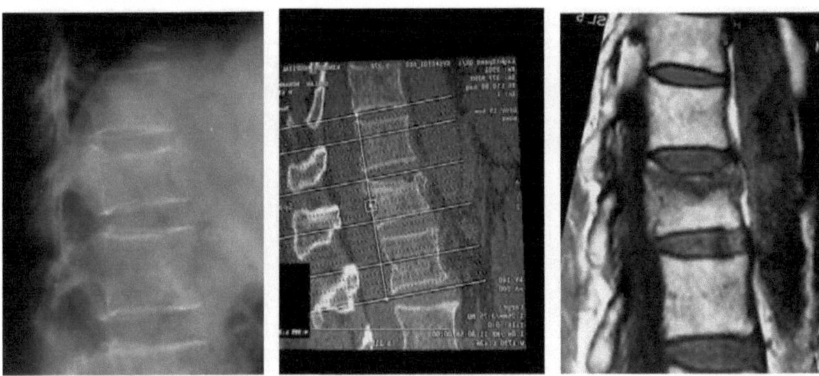

Figura 47: Imagens da fratura por compressão da coluna vertebral em radiografias, TC e RMN no período agudo.

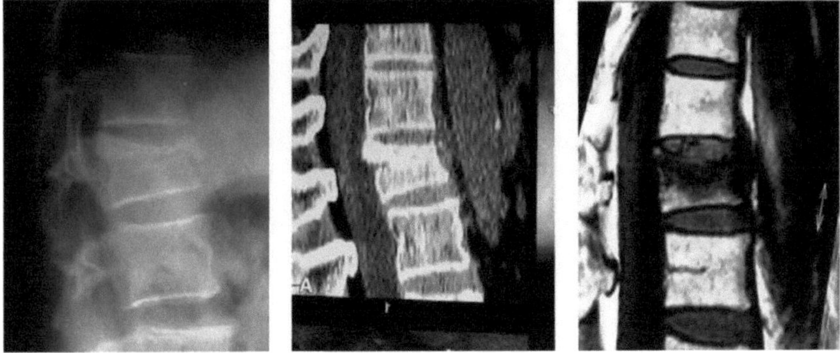

Figura 48: Imagem da mesma coluna vertebral 2,5 meses após a lesão.

O grau de compressão aumentou (radiografias e TAC). A ressonância magnética mostra um sinal hiperintenso que se estende a todo o corpo vertebral.

Em primeiro lugar, é revelada a compressão da medula espinal por estruturas ósseas, o grau de deformidade e estreitamento do canal espinal e a deformidade e o grau de estreitamento e deformação do saco dural. (Figura 49).

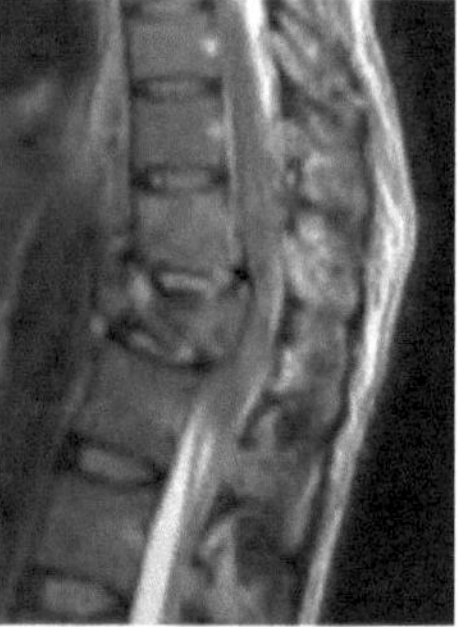

Figura 49. Ressonância magnética da região lombar. Compressão da medula espinal por estruturas ósseas, deformação e estreitamento do canal espinal e do saco dural.

Para além da deformidade e do estreitamento do saco dural, a RM pode também mostrar alterações na medula espinal. Pode ser observada uma área de hipersinal na medula espinal ao nível da lesão, o que pode indicar contusão da medula espinal ou hematomielia (Figura 50).

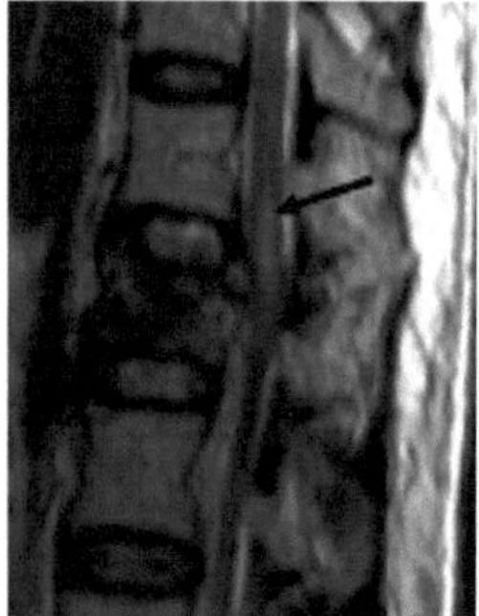

Figura 50. Ressonância magnética da região lombar. Observa-se uma área de sinal hiperintenso na medula espinhal

Na ausência de lesões ósseas nas radiografias e nos exames de TC, mas com um quadro clínico de lesão da coluna vertebral, a RM pode mostrar um sinal hiperintenso no complexo ligamentar posterior, indicando perda de integridade do complexo ligamentar posterior (Figura 51).

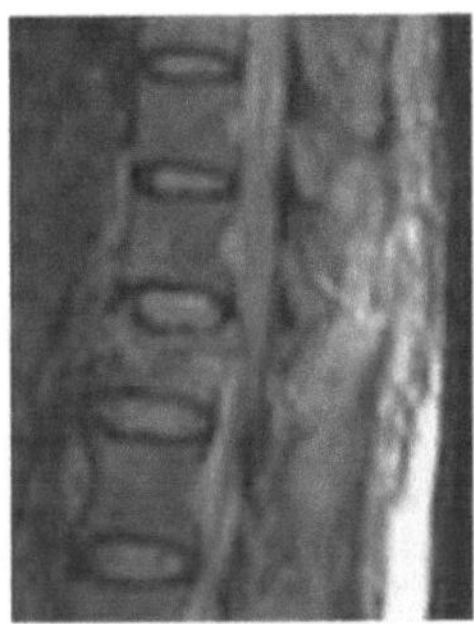

Figura 51. Ressonância magnética da coluna lombar. Sinal hiperintenso no complexo ligamentar posterior

No caso de luxações vertebrais sob a forma de deslocações ou subluxações, pode ser detectado um estreitamento significativo da secção transversal da medula espinal e a compressão da medula espinal por fragmentos ósseos salientes. O sinal hiperintenso da medula espinal pode ser observado não só ao nível da lesão, mas também ao nível dos segmentos superior e inferior. O sinal hiperintenso pode também estar presente nos corpos de vértebras aparentemente intactas, o que pode indicar danos vertebrais moderados sem rutura da estrutura óssea. (Figura 52).

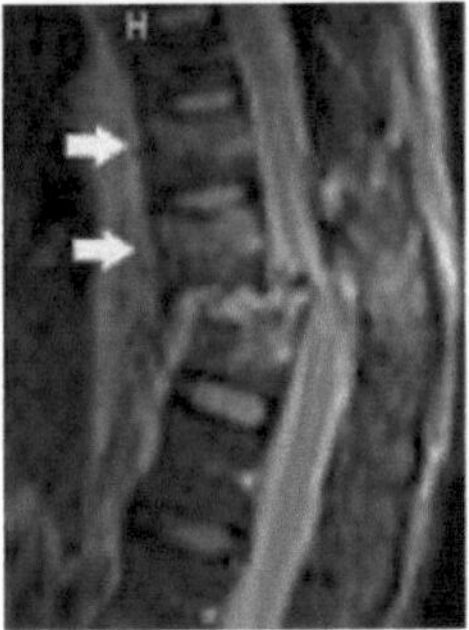

Figura 52. Ressonância magnética da coluna lombar. Sinal hiperintenso da medula espinhal acima do nível de lesão medular e compressão cerebral. Sinal hiperintenso nos corpos vertebrais superiores (indicados por setas).

Uma lesão medular transversal visível na ressonância magnética indica uma lesão grave sem qualquer hipótese de restaurar a função da medula espinal. A correção da deformação e a estabilização da coluna vertebral são possíveis e necessárias para a reabilitação social precoce do doente (Figura 53).

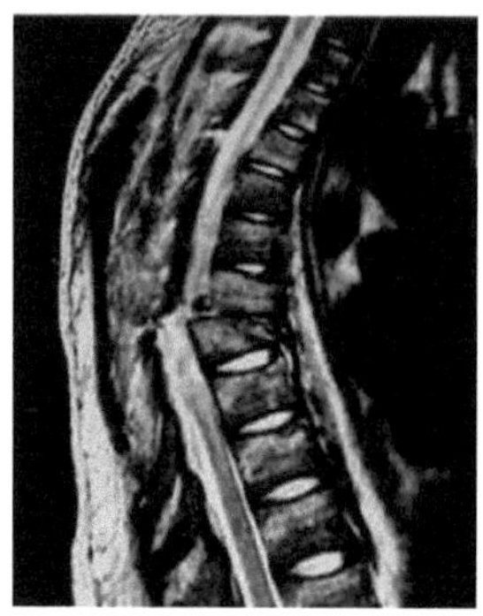

Figura 53. RM de uma fratura-luxação vertebral Th6. Observa-se uma lesão medular transversal completa.

A RMN capta normalmente uma região da coluna vertebral que abrange vários segmentos vertebrais. Ao analisar a RM, para além das alterações no nível em investigação, podem ser detectadas alterações traumáticas em segmentos distantes. Nestes casos, está em causa uma lesão multinível (Figura 54).

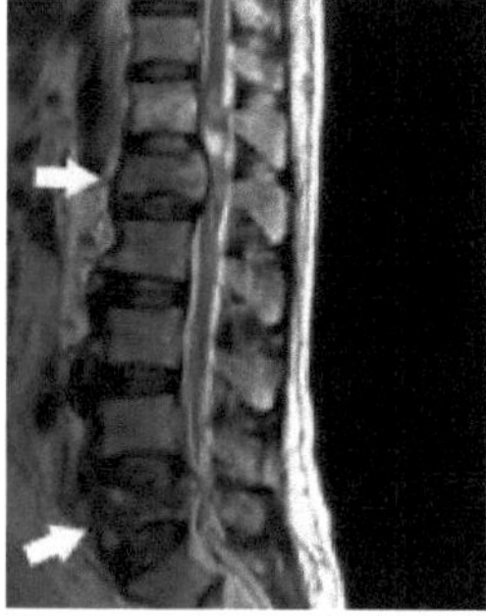

Figura 54. Ressonância magnética da coluna lombar. Trauma multinível. Para além da lesão do corpo vertebral, observa-se um foco hiperintenso isolado na medula espinal.

Abaixo encontram-se ilustrações da correspondência das lesões vertebrais em radiografias e tomografias computorizadas com a classificação AO/ASIF.

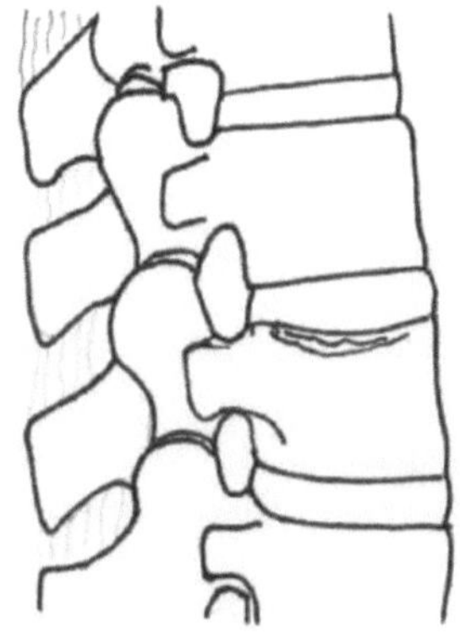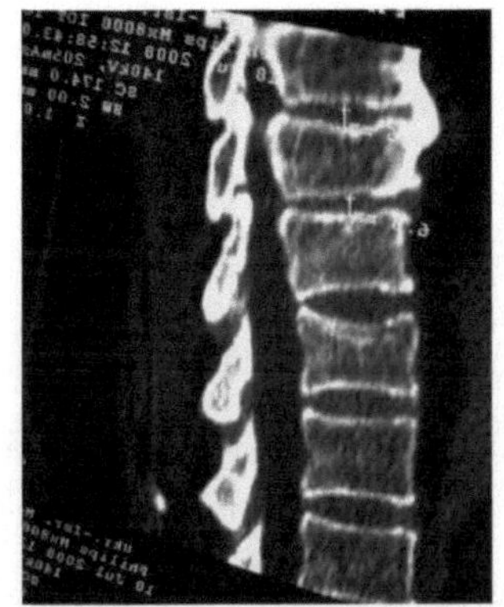

Tipo A1.1

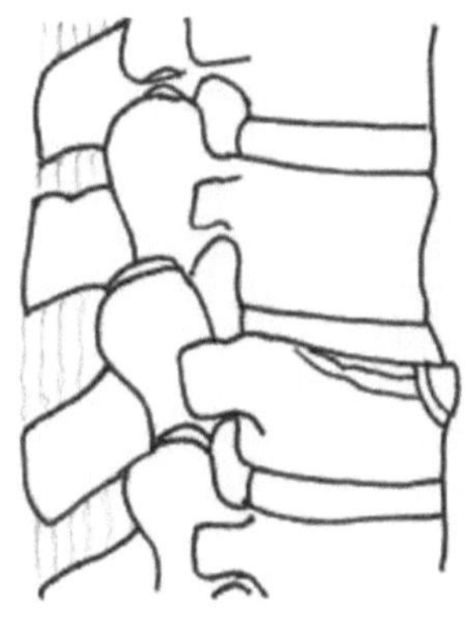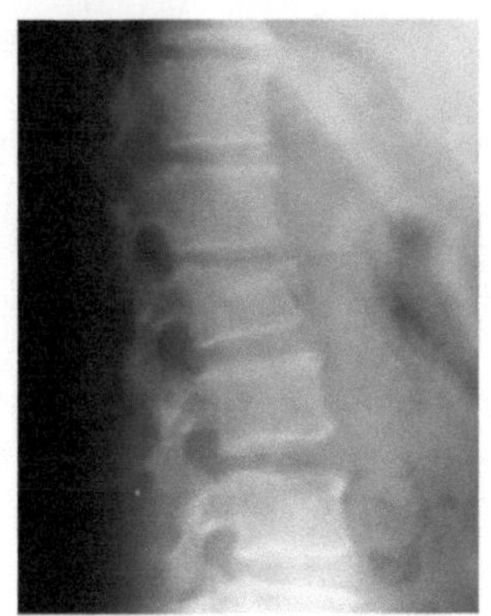

Tipo A1.2

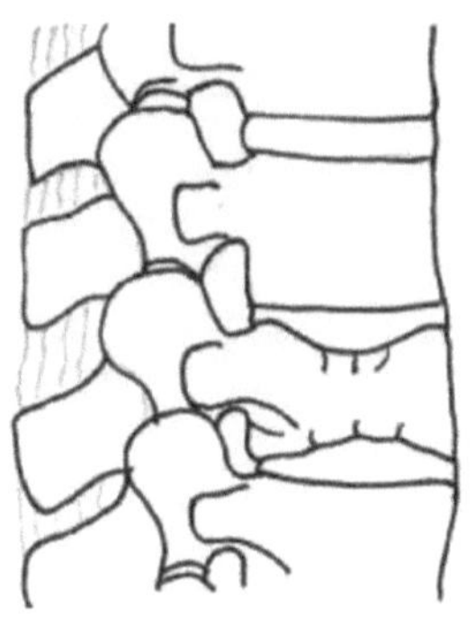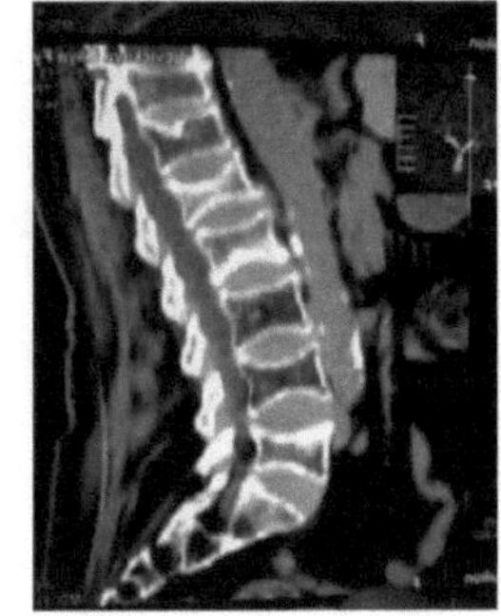

Tipo A1.3

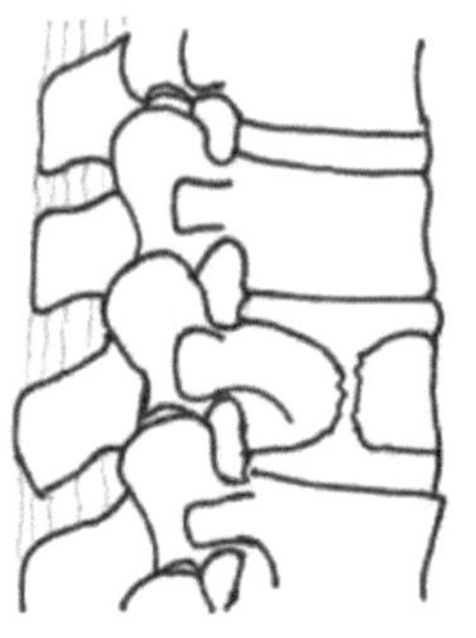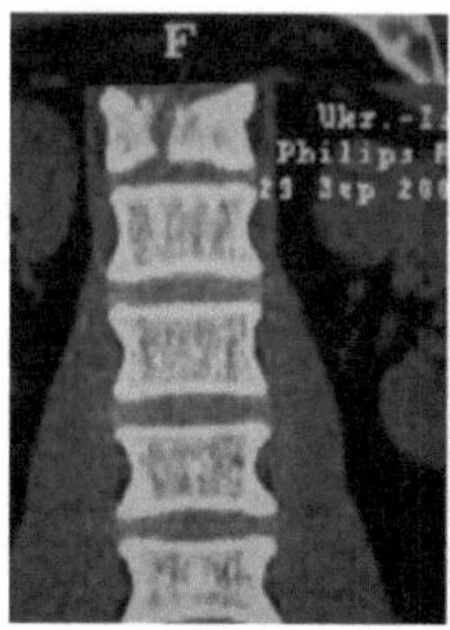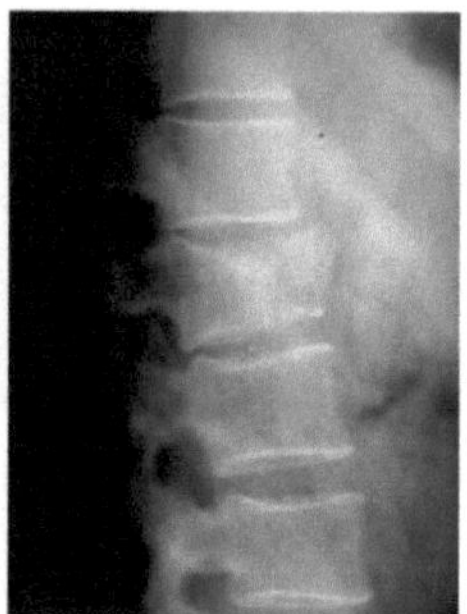

Tipo A2.1 - Tipo A2.2

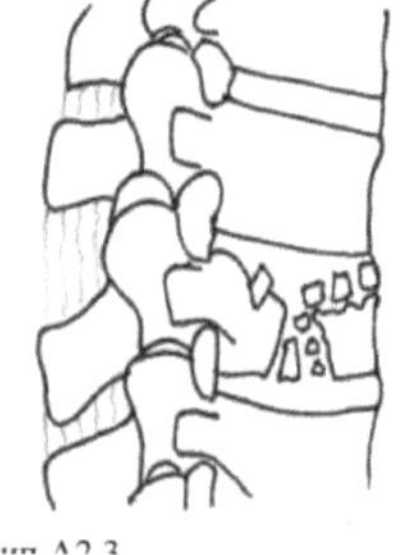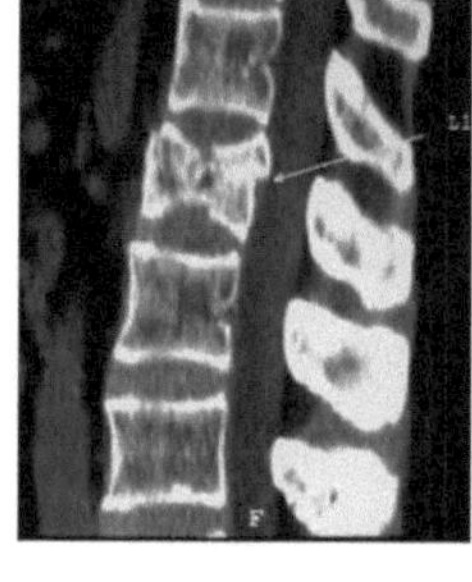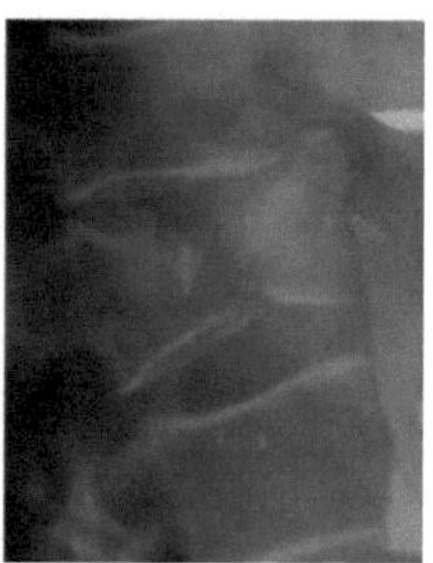

Tipo A2.3

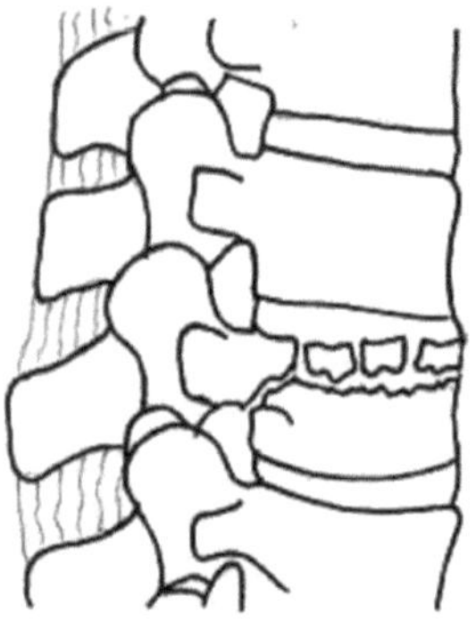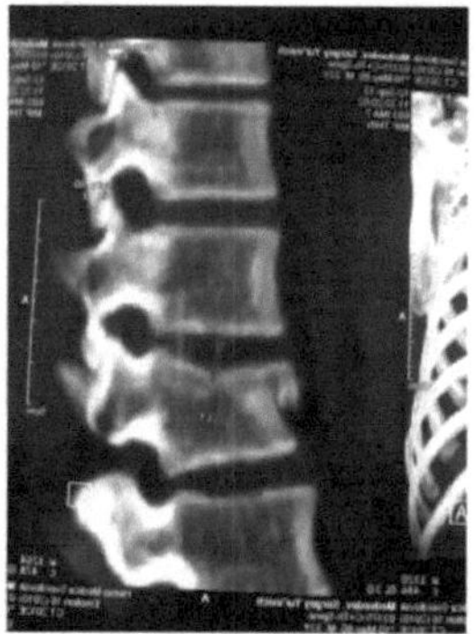

Tipo A3.1.

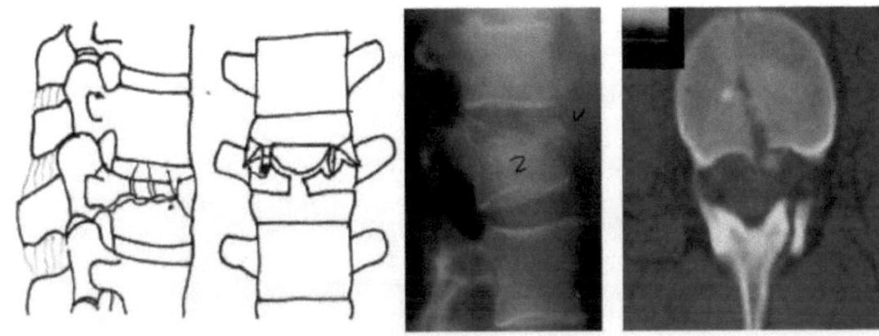

Tipo A3.2.

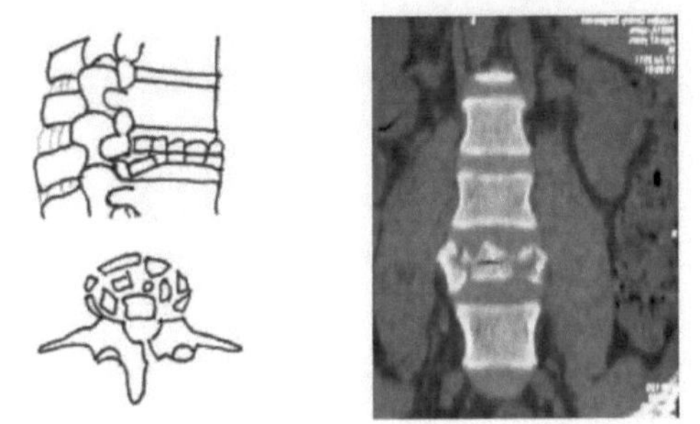
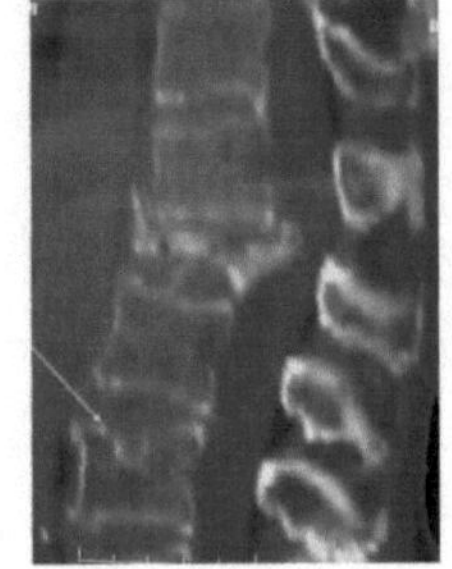

Tipo A 3.3

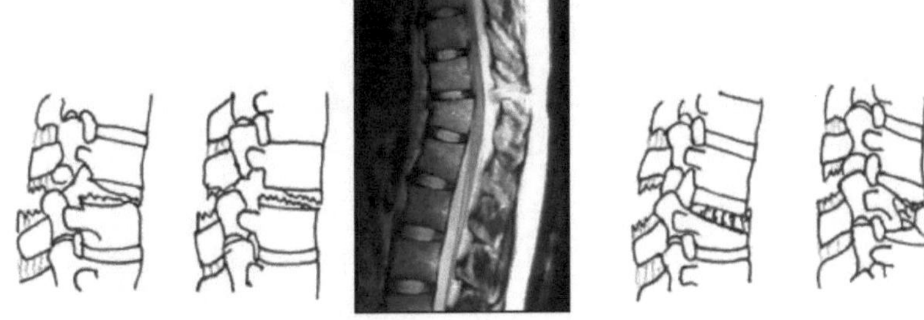

Tipo B 1.1 - B 1.2.

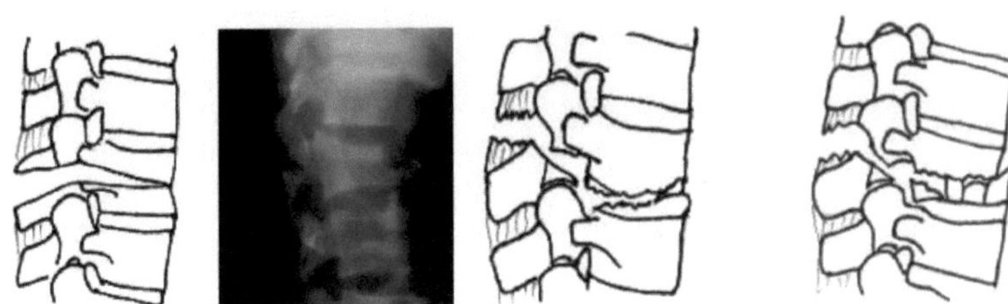

Tipo B 2.1. Tipo B 2.2. Tipo B 2.3.

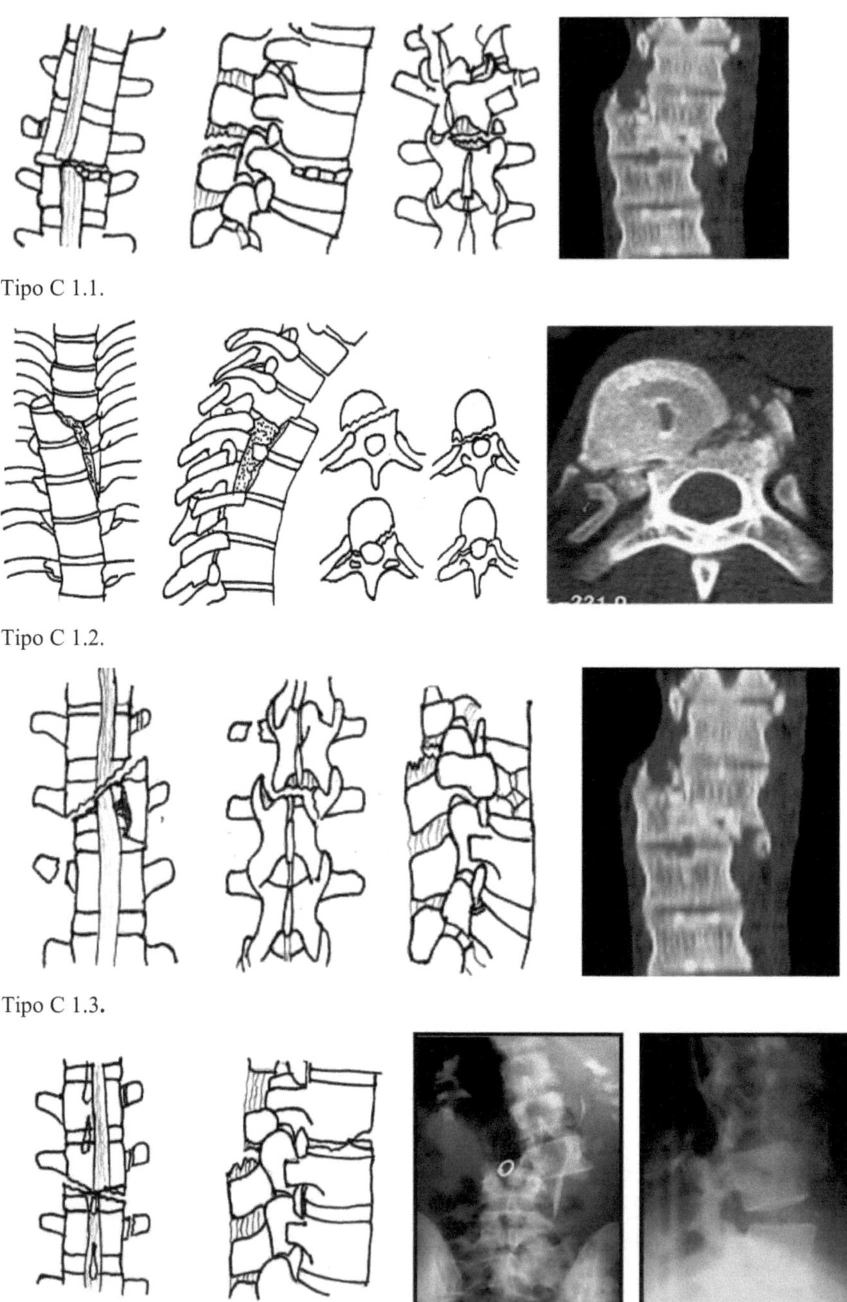

Tipo C 1.1.

Tipo C 1.2.

Tipo C 1.3.

Tipo C 2.1.

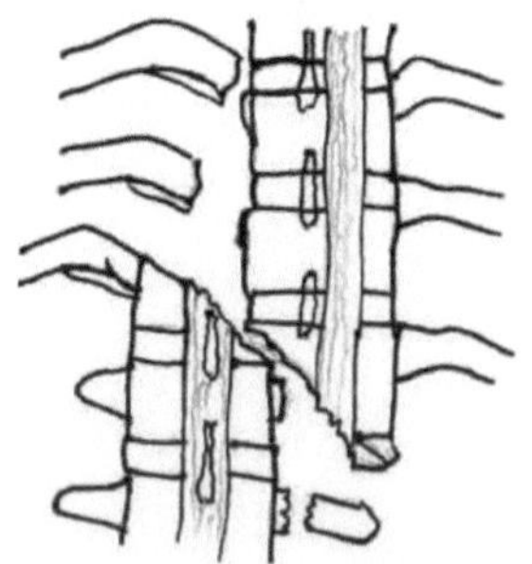 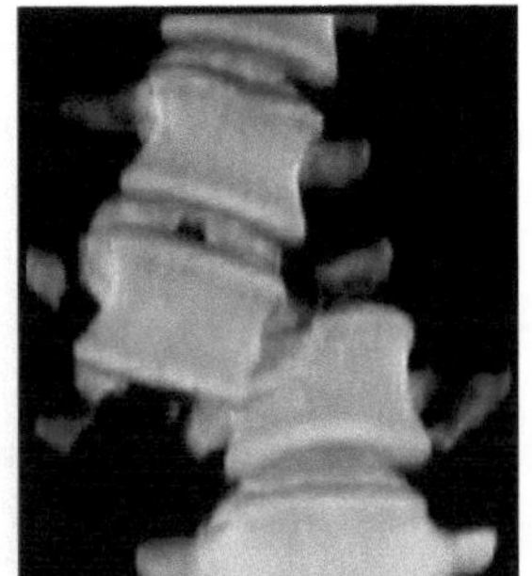

Tipo C 3.2.

Lesões do sacro

O sacro, como estrutura anatómica, é uma secção da coluna vertebral e, ao mesmo tempo, é parte integrante da pélvis. As fracturas do sacro são raras e mais de 90% estão associadas a fracturas pélvicas. Na estrutura das fracturas da coluna vertebral, representam 5-10% de todas as fracturas da coluna vertebral

As lesões do segmento lombossacro são sempre o resultado de lesões de alta energia e são frequentemente um componente de fracturas pélvicas instáveis ou de politraumatismos.

As lesões lombossacrais podem não ser detectadas durante a imagiologia inicial. As radiografias efectuadas no contexto de cuidados agudos não fornecem frequentemente informações adequadas. No diagrama R, 60% das fracturas sacrais não são inicialmente diagnosticadas. (Lafollette, Levine e McNiesh) Um sinal indireto, como uma fratura do processo transverso de L5, é frequentemente um sinal de uma lesão mais grave no segmento lombossacro.

Devido à sobreposição de grandes massas ósseas umas sobre as outras, as radiografias do sacro na vista reta padrão (radiografia pélvica) podem não revelar danos nos segmentos superiores do sacro. Nalguns casos, as radiografias pélvicas na vista oblíqua (vista de saída) podem fornecer informações adicionais nestas situações (Fig. 55).

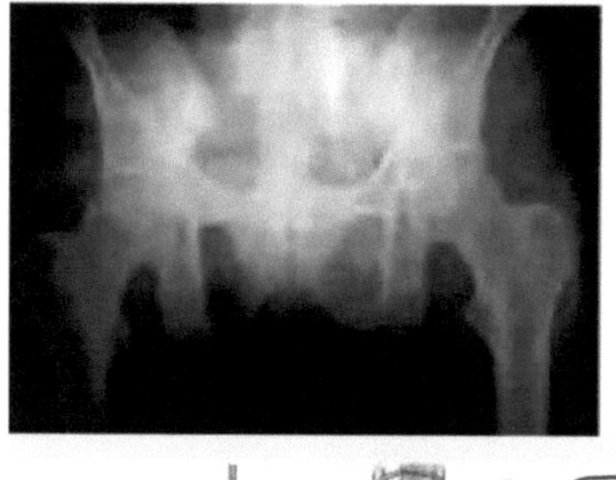

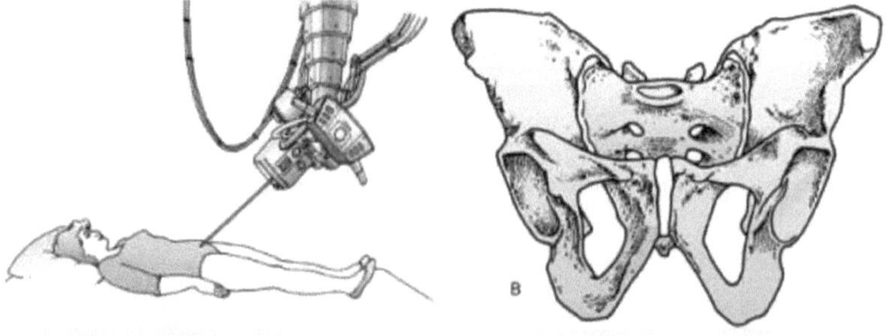

Figura 55. Projeção oblíqua - para o meio-anel anterior (vista externa)-CHU3y para cima

Em termos da natureza da lesão, as fracturas sacrais podem ser transversais (Figura 57), longitudinais unilaterais e bilaterais e fracturas em lascas (Figura 59).

As fracturas verticais do sacro são classificadas por Denis em 3 zonas com base na localização da linha de fratura: zona da massa lateral, zona do forame sacral e zona sacral (espinal) (Figura 56).

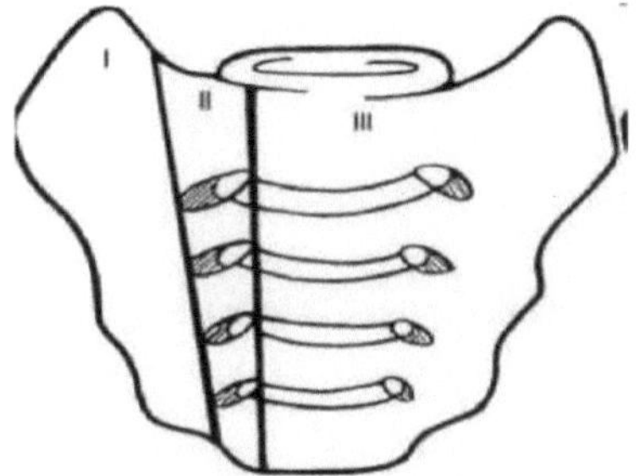

Figura 56. Classificação de Denis da fratura pélvica: 3 zonas de lesão: - zona I, massas laterais (asas) do sacro; - zona II, região do forame sacral; - zona III, canal espinal (Denis F, Davis S, Comfort T: Clin Orthop 227:67, 1988)

As fracturas verticais podem ser parciais, envolvendo apenas uma porção das massas laterais das vértebras sacrais superiores, ou completas, passando por todo o sacro (Figs. 58, 59).

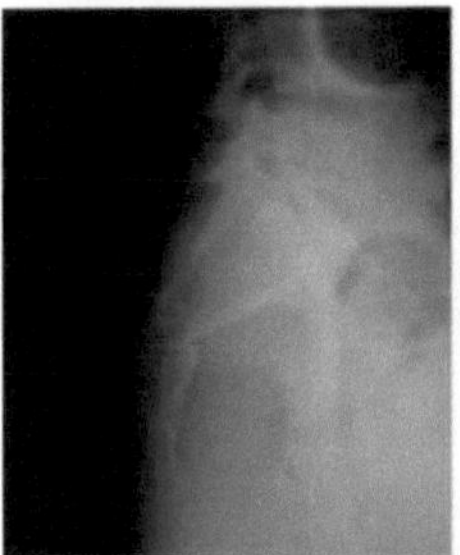
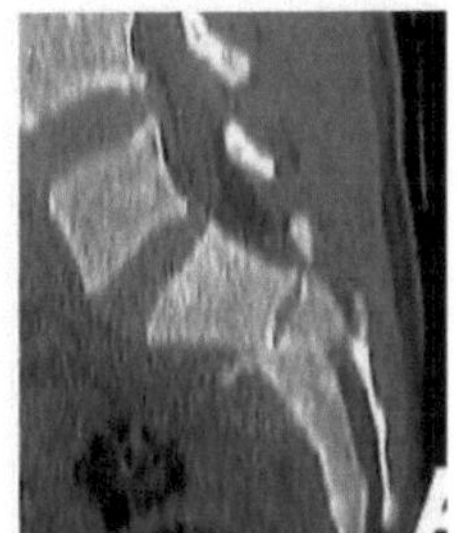

Figura 57. Fracturas estáveis - fracturas transversais do sacro (complicadas e não complicadas)

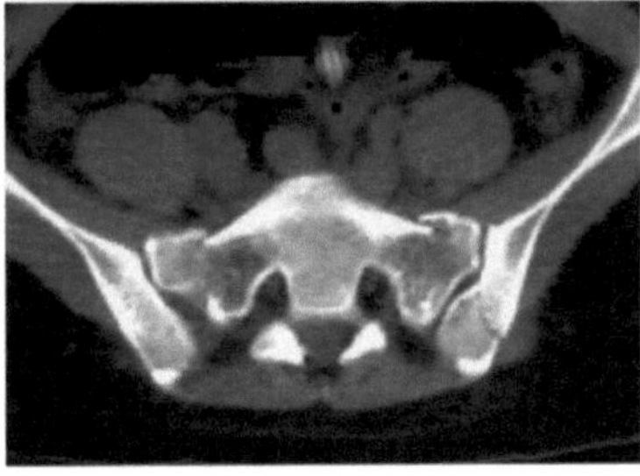
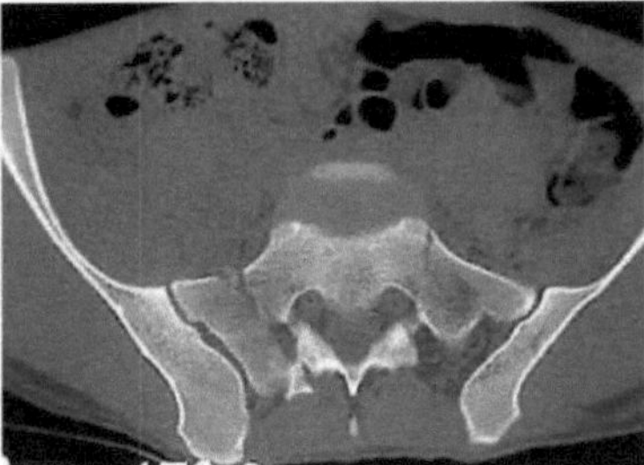

Figura 58. Fracturas sacrais relativamente estáveis (vertical parcial)

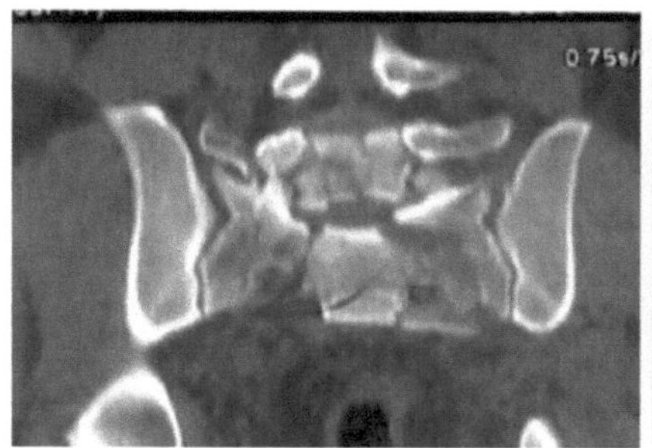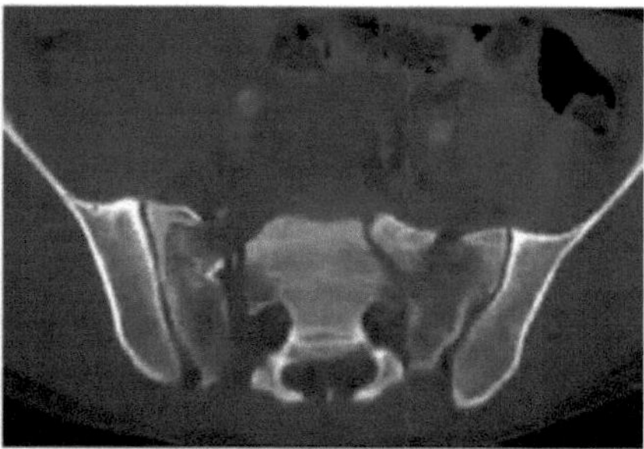

Figura 59. Fratura bilateral vertical do sacro combinada com uma fratura instável fragmentária da vértebra L5

Literatura

1. Korzh N.A. Instabilidade da coluna cervical: Dissertação ...doutor em ciências médicas, - Kharkov, 1985.- 433 p.

2. Polishchuk N.E., Korzh N.A.. , Fishchenko V.Ya. Lesões da medula espinal e da espinal medula (mecanismos, clínica, diagnóstico, tratamento).Kiev.-2001.-387 p.

3. Radchenko V.A., Korzh N.A. Prática de estabilização das divisões vertebrais torácicas e lombares - "Prapor" Kharkiv 2004 - 156 p.

4. Selivanov V.P., Nikitin M.N. Diagnosis and treatment of cervical vertebrae dislocations (edited by L.G. Shkolnikov).-M.:Medicine,1971.-328 pp.

5. An H.S., Angthong C., Wunnasinthop S., Sanpakit S. Fratura-luxação lombossacra complexa com rutura do anel pélvico e fratura sacral por cisalhamento vertical: relato de um caso de apresentação tardia e revisão da literatura // Turkish Journal of Trauma & Emergency Surgery. 2010;16 (6): P. 561-566.

6. Hashimoto T., Kaneda K., Abumi K.. Relação entre a estenose traumática do canal vertebral e os défices neurológicos nas fracturas toracolombares por explosão // Spine (Phila. Pa. 1976). - 1988. - Vol. 13, № 11. - P. 1268-1272.

7. Max Aebi, Vincent Arlet e John K Webb. AO Spine Manual Principles and Techniques. // Thieme New York, 2007.-663 p.

8. Mouhsine E., Wettstein M., Schizas C. et al. Osteossíntese posterior triangular modificada da fratura instável do sacro // Eur. Spine J. 2006 junho; 15(6): P. 857-863.

9. Nork S.E., Jones C.B., Harding S.P. et al. Estabilização percutânea de fracturas sacrais em forma de U com parafusos iliosacrais: técnica e resultados iniciais // J. Orthop. Orthop. Trauma. 2001; 15: P. 238-246.

10. Rasmussen P.A., Rabin M.H., Mann D.C., Perl J.R., Lorenz M.A., Vrbos Reduced L.A. Transverse spinal area secondary to burst fractures: is there a relationship to neurologic injury? // J. Neurotrauma. Neurotrauma. - 1994. - Vol. 11, № 6. - P. 711-720.

11. Sedat J., Chau Y., Razafidratsiva C. et al. Tratamento Percutâneo de Uma Fase num Paciente com Fracturas de Compressão Pélvica e Vertebral // Cardiovasc. Intervent Radiol. (2010) 33: P. 219-222.

12. Simpson M.I. Surgery of the cervical spine //Martiw Dunitz Ltd.,- 1994.- 432 p.White A.A., Panjabi M.M. Clinical Biomechanics of the Spine.- New York: Lippincott.- 1990.

13. Tsirikos A.I., Saifuddin, M.H.. Noordeen et al. Traumatic lumbosacral dislocation: report of two cases // Spine (Phila Pa 1976) 2004; 29: E164-168.

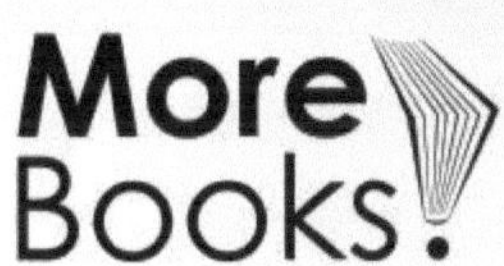

More
Books!

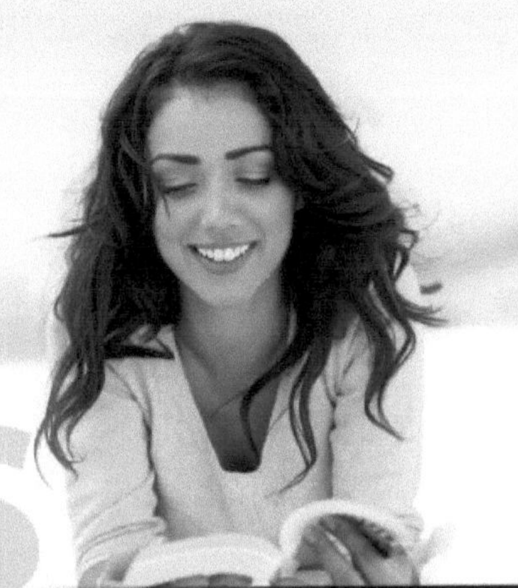

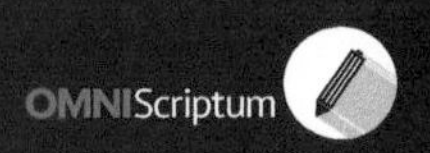

info@omniscriptum.com
www.omniscriptum.com
OMNIScriptum

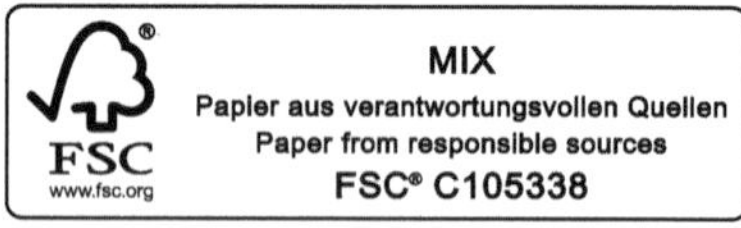

Printed by Books on Demand GmbH, Norderstedt / Germany